Libro.

Título. Perspectivas terapéuticas de la melatonina en el aparato digestivo.

Título abreviado. Terapéutica melatonina aparato digestivo.

Nombre de autor. Diego Ledro Cano. Unidad de Aparato Digestivo. Hospital de Llerena.

Información de contacto. Diego Ledro Cano. Móvil 655641045. Correo electrónico diego.ledro@ses.juntaextremadura.net Dirección física. Unidad de Aparato Digestivo. Hospital de Llerena. Carretera Badajoz-Granada s/n. 06900 Llerena. Badajoz.

Palabras clave. Melatonin, Therapeutics, Gastrointestinal diseases, Liver.

Conflicto de intereses. Ninguno.

Agradecimientos. A mi mujer, Paqui, por su apoyo, estímulo y comprensión. A mis hijos, Juan Diego y Berta, por sus sonrisas, sus juegos y sus preguntas, que mantienen mi interés por la divulgación científica.

Resumen. Este libro tiene como objeto, la actualización de conocimientos sobre el uso de la melatonina en el tratamiento de las enfermedades digestivas. La melatonina es producida y existe en todo el tracto gastrointestinal, así como en sus glándulas anejas. La concentración de melatonina en la bilis es muy alta, por lo que juega un papel importante en la fisiología del tracto biliar. Describimos el papel protector de la melatonina frente al estrés oxidativo en la mucosa gastrointestinal.
La melatonina gastrointestinal puede actuar como una hormona endocrina, paracrina, autocrina y luminal. Aumenta el flujo sanguíneo, al aliviar la acción espástica de la serotonina. Además estimula el sistema inmune y favorece la reepitelización de las membranas mucosas. Es segregada en respuesta a la ingesta y al ayuno. La melatonina es considerada un potente antioxidante y neutralizador de los radicales libres. La melatonina es efectiva en experimentación animal y humana, tanto como remedio preventivo como terapéutico en numerosas situaciones patológicas del tracto gastrointestinal. Entres las condiciones donde tiene un efecto beneficioso se encuentran la enfermedad por reflujo gastroesofágico, la enfermedad ulceropéptica, cáncer de esófago, cáncer gástrico, esteatohepatitis no alcohólica, enfermedad hepática por alcohol, lesión hepática por tóxicos, lesión hepática por colestasis, hepatocarcinoma, colelitiasis y sus complicaciones, pancreatitis aguda, pancreatitis crónica, cáncer pancreático, síndrome de intestino irritable, colitis ulcerosa y cáncer de colon. Aportamos resultados de estudios in vivo e in vitro, en humanos y en el modelo animal. Hacemos sugerencias sobre el uso clínico de la melatonina en diferentes situaciones patológicas del aparato digestivo.

Introducción.

La melatonina, un derivado de la serotonina, es una molécula que ha sido conservada, evolutivamente, durante 3.5 billones de años, en una gran variedad de organismos vivos, incluyendo bacterias, organismos unicelulares eucariotas, algas, hongos, plantas y numerosas especies de invertebrados y vertebrados. La melatonina fue inicialmente descubierta en la glándula pineal bovina en 1958 por el grupo de Lerner. De modo análogo a la vitamina D3, la melatonina puede actuar tanto como hormona como vitamina. La melatonina puede actuar como hormona luminal, endocrina, autocrina o paracrina, así como una vitamina antioxidante, más efectiva que las vitaminas C o E. Hasta mediados de la década de los setenta, se creía que la melatonina tan sólo se sintetizaba en la glándula pineal de los vertebrados. Sin embargo, posteriormente detectaron la localización y la síntesís en la retina de los vertebrados y en la glandula harderiana y muchos otros tejidos extrapineales. En 1974, usando cromatografía de papel, Raikhlin y Kvetnoy identificaron la presencia de melatonina en la mucosa del apéndice humano. Posteriormente, utilizando inmunohistoquímica y radioinmunoensayo, pudieron identificar melatonina en todo el tracto gastrointestinal, incluyendo las vías biliares y el hígado. Recientemente, además se ha hallado melatonina en el tracto gastrointestinal de vertebrados inferiores como los peces, anfibios y reptiles. Dado que las concentraciones de melatonina en el tracto gastrointestinal exceden entre 10 y 100 veces, a las séricas, se ha calculado que en cualquier momento del día, existe en el tracto gastrointestinal, unas 400 veces mayor concentración de melatonina que en la glándula pineal. Después de investigaciones iniciales en la década de los ochenta, sobre localización y fisiología de la melatonina del tracto gastrointestinal, la actividad investigadora quedó enlentecida y no llego a niveles aceptables hasta la década de los noventa. Sin embargo en los últimos quince años, se han publicado docenas de artículos sobre la melatonina del tracto gastrointestinal, incluyendo los primeros estudios clínicos.

Capítulo 1. Generalidades.

La melatonina se produce en la glándula pineal o epífisis. Ésta es una glándula impar, esférica, situada en el centro del cerebro, sobre el techo del tercer ventrículo. Por sus características anatómicas llamo la atención muy pronto a los médicos. La primera descripción de la glándula pineal se atribuye a Herófilo de Alejandría en el siglo III a.C. quien le atribuyó funciones valvulares reguladoras del "flujo del pensamiento" en el sistema ventricular. Galeno (siglo II d.C.) describió su anatomía y le llamó *konarium* (cono de piña), denominación que ha durado hasta nuestros días, con la de pineal de *pinea* (piña en latín). Además el de Pérgamo observó que la estructura pineal poseía un mayor parecido estructural con las glándulas endocrinas que con el sistema nervioso. El siguiente avance en el conocimiento de la pineal tuvo lugar en el Renacimiento. De manera singular, Andrés Vesalio aportó una descripción precisa en su *De Humani Corporis Fabrica* (1543). René Descartes la calificó en su póstumo *De Nomine* (1633) de tercer ojo, no por su papel en la regulación del fotoperíodo, aún desconocido, sino porque, según la concepción dualista, residía la sede del alma. Descartes además, le asignó una función fisiológica: incluida en el sistema nervioso, la glándula pineal se encargaba de la percepción del entorno. Con este planteamiento se llega hasta el siglo XIX, cuando se abordó la glándula pineal de los mamíferos desde varios frentes, anatómico, histológico y embriológico. Se mostró su semejanza con la epífisis de los vertebrados inferiores. En 1905, Studnicka estableció que la pineal derivaba filogenéticamente de un órgano fotorreceptor con función desconocida. El siglo XX comenzó arrojando algo de luz sobre el papel fisiológico de la glándula pineal. Así, Heubner publicó el caso clínico de tres niñas que presentaban tumores pineales asociados a un pubertad precoz. Supuso que una hormona gonadotrópica en el control del comienzo de la etapa puberal. Se estableció un relación entre la glándula pineal y la reproducción. En 1943, Bargman sugirió que la función endocrina de la glándula estaba regulada por la luz a través del sistema nervioso central. La era actual del conocimiento pineal se inicia en 1954, con la publicación de *The Pineal Gland*, de Julian Kitay y Mark Altschule, que atribuían a la glándula tres propiedades: su intervención en el control de la función gonadal, su participación en la respuesta cromática dérmica a los cambios de luz ambiental en vertebrados inferiores y alguna vinculación con la conducta. En ese mismo año, Aaron Lerner, basándose en estudios realizados en 1917 por McCord y Allen, comenzaba su trabajo encaminado al aislamiento del factor pineal responsable del aclaramiento de la piel en anfibios, que condujeron en 1958, a la identificación de la melatonina. Por primera vez se disponía de una sustancia pura que reproducía los efectos de los extractos pineales y revertía las secuelas de la pinealectomía.

A partir de estudios fisiológicos y anatómicos, se constato que la síntesis de melatonina en mamíferos estaba controlada por la luz ambiental a través de una vía neural cuya estación final eran las neuronas simpáticas del ganglio cervical superior. Por último, en 1965, dos hechos contribuyeron a consolidar el concepto de la glándula pineal como organo neuroendocrino activo en los mamíferos. Hoffman y Reiter demuetran que la oscuridad o fotoperíodos cortos, inducían cambios gonadales en el hamster, que podían suprimirse mediante la pinealectomía. En ese mismo año, Axelrod y Wurtman acuñaron la expresión "transductor neuroendocrino" para describir la glándula como un organo que convierte un estímulo neural proveniente de la retina y originado en la luz ambiental en una respuesta endocrina, la producción de melatonina.

Desde que a mediados de los setenta del pasado siglo aparecieran los primeros anticuerpos altamente específicos para la melatonina, ésta se ha identificado en una gran variedad de órganos, tejidos y células dispares, lo cual ha puesto de manifiesto la posibilidad de fuentes extrapineales de melatonina, con la consiguiente redefinición de la melatonina como una hormona exclusivamente pineal.

Síntesis de melatonina.

La síntesis de la melatonina en la glándula pineal está controlada por el núcleo supraquiasmático que está sincronizado con el ciclo luz/oscuridad a través del tracto retinohipotalámico. Durante la noche, el núcleo supraquiasmático envía señales neurales a través de una vía multisináptica simpática, la vía retino-hipotalámico-pineal. Esta vía consta de los núcleos paraventriculares hipotalámicos, las células intermedio laterales y el ganglio cervical superior, que se proyecta sobre la glándula pineal e induce en ella, la liberación nocturna de noradrenalina. La unión de noradrenalina a sus receptores específicos situados en las membranas de los pinealocitos (las células de la glándula pineal que segregan la melatonina) promueve la activación de la síntesis de melatonina. La formación de la melatonina comienza con la captación del triptófano del torrente sanguíneo. El triptófano es hidroxilado en la mitocondria por la triptófano-hidroxilasa. La mayoría del 5-HTP resultante se convierte en serotonina en el citosol, gracias a la intervención de una enzima descarboxilasa. Tras ello, la serotonina es acetilada por la arilalquilamina-N-acetiltransferasa y se produce N-acetilserotonina, metabolito que es O-metilado por otra enzima, la hidroxiindol-O-metiltransferasa, lo que da lugar a la melatonina. Presenta ésta un perfil rítmico de producción proporcional al estímulo noradrenérgico nocturno, con valores mínimos diurnos y valores máximos nocturnos.

Una vez sintetizada, la melatonina se libera al sistema vascular, accediendo a fluidos, tejidos y compartimentos celulares, como el cerebro, la saliva, orina, folículos preovulatorios, semen, líquido amniótico y leche materna. Debido a que no se acumula y su rápida liberación a sangre, los niveles de la hormona en este fluido son considerados el principal índice de síntesis pineal. La melatonina se metaboliza muy deprisa, fundamentalmente por el hígado, eliminándose por el riñón. Su principal metabolito en humanos y roedores es la 6-sulfatoximelatonina, que puede encontrarse en sangre y orina.

Melatonina extrapineal.

Desde que Lerner la describió hasta mediados de los setenta, la melatonina se consideraba una hormona exclusiva de la glándula pineal. Desde hace diecisiete años se vienen realizando numerosos estudios que han cambiado esta concepción clásica. Sabemos ya que, a diferencia de las hormonas clásicas, la melatonina se sintetiza en diversos órganos extrapineales no endocrinos.

A comienzos de los setenta se publicaron varios trabajos que significaron el punto de partida de la era extrapineal de la melatonina. Se describió la presencia de la hidroxiindol-O-metiltransferasa en la retina y en la glándula harderiana. Posteriormente se identificó la melatonina en la retina y en el cerebelo de rata, mono y humano. En 1975, se describió la presencia de melatonina y sus precursores de su ruta biosintética en las células enterocromoafines -células del epitelio del tracto gastrointestinal productoras de serotonina- para generar melatonina. Un año después, Ozaki y Linch descubrieron melatonina plasmática en animales pinealectomizados.

A raíz de estos estudios y con el desarrollo de anticuerpos altamente específicos para melatonina, la sustancia se ha identificado en numerosos órganos, tejidos y células de carácter endocrino y no endocrino. Constituyen fuentes extrapineales el cerebelo, el tracto gastrointestinal -donde se producen grandes cantidades de melatonina que parece implicada en la secreción de bicarbonato y en la protección contra úlceras debido a su capacidad antioxidante- y el sistema inmunitario.

A propósito de esto último, el grupo de investigación del profesor J.M. Guerrero de la Universidad de Sevilla, no sólo ha descrito una síntesis activa de melatonina en linfocitos humanos, sino también un efecto fisiológico de la melatonina en la regulación de la interleuquina 2 (sustancia proteica esencial para la función inmunitaria) a través de un mecanismo intracrino -dentro de una misma célula- , autocrino -entre células iguales-, paracrina -entre células cercanas- o todos ellos. Con anterioridad se había sugerido una posible síntesis de melatonina en la médula ósea, la piel, la retina y la glándula harderiana (complementaria del lacrimal).

Acciones biológicas de la melatonina.

Sabemos que la melatonina es un compuesto pleiotrópico con importantes propiedades cronobióticas. Se ha observado en efecto, su capacidad para resincronizar el ritmo circadiano en diferentes situaciones, desde el ciclo circadiano libre de control medio ambiental hasta el trabajo por turnos pasando por el malestar que acompaña a los viajes transoceánicos. Además, su capacidad para resincronizar los ritmos circadianos parece ser responsable de la regulación que ejerce sobre los ciclos de sueño y vigilia.

La melatonina guarda relación con la maduración sexual en humanos y actúa como marcador endocrino estacional para la reproducción de muchas especies estacionales. Posee, además, capacidad antioxidante; constituye un neutralizador directo de los radicales y potencia el efecto de los antioxidante, la funcionalidad de órganos primarios y secundarios del sistema inmunitario. En este dominio opera vía regulación de citoquinas. Por último, la melatonina repercute en el aumento de la longevidad y en la calidad de vida, a través sobre todo de sus propiedades antioxidantes, oncostáticas e inmunomoduladoras.

Efecto sincronizador del metabolismo con el ritmo circadiano.

La mayoría de los organismos, incluidos los humanos, poseen un ritmo circadiano en muchos de sus procesos bioquímicos, fisiológicos y de comportamiento, como se pone de manifiesto en la producción de ciertos compuestos como la melatonina o la hormona del crecimiento, en la temperatura corporal, en el nivel de alerta y el tiempo de reacción, en la producción de triglicéridos o en el ciclo sueño y vigilia, entre otros procesos. En mamíferos, el control del ritmo circadiano es ejercido por el reloj endógeno principal, situado en el núcleo supraquiasmático, que está sincronizado por los niveles lumínicos ambientales percibidos por la retina y extiende su sincronización al resto del organismo mediante la síntesis rítmica de melatonina. Recíprocamente, la melatonina puede actuar sobre del núcleo supraquiasmático favoreciendo su resincronización ante cambios ambientales. Así se ha observado que la administración de melatonina en las horas finales del día promueve un avance de fase en el ciclo circadiano, mientras que al final de la noche, retrasa el ritmo circadiano. Estas propiedades cronobióticas constituyen la base de la relevancia clínica que la melatonina posee sobre diversos desequilibrios circadianos.

La melatonina y el sueño.

Desde que Lerner describió la somnolencia de los pacientes a los que administraba melatonina, cuyos efectos sobre el vitíligo estudiaba y habida cuenta de la clara correlación temporal existente entre la fase secretora de la misma y el ciclo del sueño, la influencia en éste de la melatonina se ha investigado ampliamente. En líneas generales, se ha observado que la administración de melatonina mejora la predisposición al sueño y su consolidación. Además, se ha observado su capacidad para resincronizar el ciclo de sueño y vigilia en pacientes con síndrome de fase del sueño retrasada y en ciegos. También disminuye la latencia y aumenta la eficacia en trastornos primarios del sueño y en insomnio asociado a ciertas patologías.
Aunque el principal mecanismo de acción por el cual la melatonina ejerce sus efectos parece ser su capacidad cronobiótica sobre el núcleo supraquiasmático, también se ha observado un efecto sobre los centros termorreguladores y cardiovasculares.

Efectos reguladores sobre la reproducción.

Con el fin de adaptarse a los cambios anuales, los organismos que muestran ritmos estacionales presentan diversas oscilaciones en su comportamiento reproductor y alimentario, aspecto de la piel, peso, migración o predisposición a la hibernación, dependiendo de la especie. Se ha observado que los animales pinealectomizados no presentan cambios estacionales en su estado protector, y pierden su sincronización con el ciclo anual. Trás la administración de melatonina exógena, se recuperan. Los efectos de la melatonina sobre la reproducción estacional forman parte de la sincronización que la hormona ejerce sobre las funciones fisiológicas. La melatonina también interviene en la maduración sexual de los humanos: el desarrollo puberal va ligado a un importante descenso en los niveles plasmáticos de melatonina. Una disfunción pineal puede

adelantar la pubertad, mientras que la hiperproducción de melatonina retrasarla.
Aunque la especie humana no se caracteriza por la presencia de fuertes patrones estacionales, se ha comprobado cierta tendencia hacia la distribución estacional de las concepciones. En latitudes septentrionales, con dos horas extras de secreción de melatonina en invierno, aparecen descensos invernales en la concentración de esteroides y en los embarazos.

Efecto de la melatonina sobre el envejecimiento.

La síntesis de melatonina no es constante a lo largo de la vida. En los humanos, su producción rítmica comienza a los tres o cuatro meses de edad. A partir de ahí, aumenta de forma espectacular hasta alcanzar su máximo entre los ocho y diez años. Luego coincidiendo con los cambios puberales, la producción disminuye con brusquedad. En el individuo adulto, la concentración nocturna de melatonina va descendiendo paulatinamente hasta la vejez, de forma que por encima de los setenta años los niveles de la hormona no superan el 10% de los prebuberales. De ello se infiere que la melatonina podría tener que ver, como causa o como efecto, en el envejecimiento. Cuestión que empezó a despejarse cuando diversos grupos de investigación observaron que la administración de la hormona a roedores adultos prolongaba su vida entre un 10% y un 15%. La pinealectomía la acortaba en una cuantía similar.
Aunque no existen suficientes datos que nos permitan afirmar que la melatonina es un agente rejuvenecedor, muchas de sus acciones sobre diversos procesos biológicos repercuten de forma beneficiosa en el envejecimiento.

Actividad antitumoral de la melatonina.

Uno de los efectos que le confieren potencial terapéutico a la melatonina es cu capacidad oncostática; suspende el crecimiento del tumor. Desde que en 1969 se describiera en un modelo animal de cáncer de mama, esa propiedad se ha ratificado en varios tumores, espontáneos o inducidos, en rata, ratón y hámster. En humanos, la administración de melatonina reduce el crecimiento tumoral y prolonga la supervivencia, sobre todo en cánceres dependientes de hormonas reproductoras, como el de ovario o el de mama. Se comporta, además, como un potente adyuvante en tratamientos antitumorales con agentes quimioterapéuticos. *In vitro,* en estudios realizados en la línea celular MCF-7, derivada del carcinoma de mama se ha puesto de relieve el efecto antiproliferativo y potenciador de varios agentes quimioterapéuticos citostáticos y citotóxicos.
Los efectos antiproliferativos de la melatonina se han mostrado en diversas líneas celulares de mama, ovario, coriocarcinoma, próstata, colon, melanoma, neuroblastoma y otros. La propia secreción natural de la hormona constituye una señal oncostática, ya que tras la pinealectomía se ha observado una aceleración del crecimiento tumoral, contrarrestado con la administración exógena de melatonina.

Efecto inmunomodulador.

Desde principios del siglo XX se sospechaba la relación entre la glándula pineal y el sistema inmunitario, en razón del efecto trófico de la glándula pineal sobre el timo. Se suponía la existencia de un eje pineal-timo. Pero hubo que esperar hasta mediados de los ochenta para obtener resultados que avalaran la función inmunoestimuladora de la melatonina. Uno de los primeros experimentos que dieron respaldo a esta hipótesis consistió en la inoculación en ratones del virus de la encefalopatía del mono verde africano. Este virus produce una encefalopatía, relativamente benigna, que, en condiciones de estrés, cuando el sistema inmunitario se encuentra deprimido, presenta una elevada tasa de mortalidad. En este modelo, la administración de melatonina contrarresta los efectos inmunodepresores del estrés, con la reducción consiguiente de la mortalidad.

En los últimos años se ha ido corroborando la relación entre los sistemas neuroendocrino e inmunitario. La glándula pineal y su hormona se integran en esa red. Se ha comprobado, en efecto, la correlación entre la glándula pineal y el sistema inmunitario a través de dos vías: por un lado, mediante modelos animales de pinealectomía, en los cuales se ha observado un descenso de peso en bazo, timo y nódulos linfáticos y una disminución de la respuesta inmunitaria; por otro mediante la observación de la sincronización entre la ritmicidad de la secreción de melatonina y la respuesta inmunitaria.

Ha quedado, asimismo, demostrada la capacidad inmunomoduladora de la administración de melatonina en modelos in vivo e in vitro. La hormona, capaz de modular la respuesta adaptativa e innata, promueve un aumento del peso de órganos inmunitarios y estimula su función a través de la activación de la proliferación celular y de mediadores inmunológicos en timo, bazo y médula ósea. Además estimula la actividad de neutrófilos, macrófagos y células NK y modula la producción de citoquinas. Respecto a la inmunidad adaptativa, la melatonina favorece el crecimiento de los linfocitos B y T; regula tanto la respuesta humoral como la celular por medio de la modulación de mediadores como la 5-lipoxigenasa o la interleuquina 2.

La melatonina como antioxidante.

Según parece, la degeneración anatómica y funcional asociada al envejecimiento procede del daño producido por los radicales libres, en particular los radicales de oxígeno. Los radicales libres inactivan enzimas, dañan el ADN e inician una serie de reacciones en cadena que conducen a la peroxidación (degradación) de los lípidos de las membranas celulares. No es de extrañar que exista un sistema biológico de defensa. De entre los componentes de este sistema destacan los antioxidantes como el glutatión (agente reductor) y las vitaminas E y C, y las enzimas detoxificantes, entre ellas, la superóxido dismutasa, la catalasa y la glutatión peroxidasa.

Los trabajos de Russell J. Reiter, de la Universidad de Texas en San Antonio y otros han demostrado que la melatonina se comporta como un potente antioxidante. En particular neutraliza el radical hidroxilo (OH-), con una efectividad que multiplica por 5 y por 14, la del glutatión y la del manitol, respectivamente.

Además la hormona se ha demostrado efectiva en la neutralización del peróxido de hidrógeno, el singlete de oxígeno, el anión peroxinitrito, el radical peroxilo y el HClO.

Por otra parte la melatonina protege del daño oxidativo por vía indirecta, a través de la activación de las enzimas antioxidantes glutatión peroxidasa, glutatión reductasa, glucosa-6-fosfatodeshidrogenasa, catalasa y superóxido dismutasa; la potenciación de otros antioxidantes como el glutatión y las vitaminas C yE; y el aumento en la eficacia de la cadena respiratoria, descrito por el grupo de Darío Acuña-Castroviejo de la Universidad de Granada.

Mecanismos de acción de melatonina.

Se conocen cuatro mecanismos de acción a través de los cuales la melatonina ejerce sus diversas funciones en los mamíferos. Así se une a los receptores de membrana MT1 y MT2, pertenecientes a la superfamilia de "receptores de 7 dominios transmembrana acoplada a proteína G". Dada la facilidad con que atraviesa la membrana plasmática, puede interaccionar directamente sobre proteínas citosólicas como la calmodulina, la proteinquinasa-beta C y la proteína MT3 o bien puede actuar sobre los radicales libres. Se sabe de su acción a través de receptores nucleares pertenecientes a la familia RZR/ROR.

Receptores.

Los primeros estudios que demostraron la existencia de sitios de unión a la melatonina se llevaron a cabo mediante ensayos con el radioligando 2-yodomelatonina, un potente agonista de la melatonina. Determinaron su localización anatómica que varía de una especie a otra y se describió su afinidad por el radioligando en el sistema nervioso central, la hipófisis y la retina. Otros sitios donde se une la hormona son los sistemas gastrointestinal, cardiovascular e inmunitario, el hígado, el pulmón y la próstata, células sanguíneas y de la granulosa. Se han clonado ya tres receptores de membrana: los receptores MT1, MT2 y Mel 1c. Los receptores MT1 y MT2 presentan un 60% de homología en su secuencia de aminoácidos. El MT1 consta de 350 aminoácidos y el MT2 de 362, mientras que el Mel 1c presenta 420.

El primer indicio de una posible interacción de la melatonina con material nuclear celular se obtuvo al encontrarse una concentración elevada de hormona asociada a la cromatina. El tratamiento de los núcleos con proteasas, enzimas que digieren las proteínas, impidió la captación de melatonina; daba a entender una probable unión de la hormona a proteínas nucleares. Posteriormente mediante el uso de radioligandos, se identificaron sitios de unión específicos y de alta afinidad para la melatonina en núcleos de hígado, linfocitos y timocitos (linfocitos precursores de las células T, creados en el timo). Nuestra hormona ejerce sus efectos por medio de receptores nucleares de la subfamilia de los receptores retinoicos RZR/ROR. Hasta la fecha los únicos ligandos descritos para estos receptores son la melatonina y compuestos pertenecientes a la familia de las tiazolidindionas, que actúan como agonistas de la melatonina. Así el CGP 52608 ejerce como agonista de la melatonina, mientras el CGP 55644 lo hace como

antagonista.
La expresión de los miembros de la subfamilia muestra una gran variabilidad entre tejidos. Las isoformas RORalfa se expresan en un gran número de tejidos. Intervienen en la inhibición de la 5-lipoxigenasa, un mediador antiinflamatorio, y en aumento de las interleuquinas 2 y 6, inducidos por la melatonina. La expresión de RZRbeta es la más restringida; se le detecta casi exclusivamente en estructuras del sistema nervioso central implicadas en el procesamiento de la información sensorial y en el sistema de sincronización circadiano. El RORgamma presenta una amplia distribución, mientras que su variante RORgamma-t es específica del sistema inmunitario.

Interacción con proteínas citoplasmáticas.

Varios trabajos llevados a cabo en los noventa por los grupos de Fernando Antón Tay de la Universidad Autónoma Metropolitana-Iztapalapa de México, y Gloria Benítez King del Instituto Mexicano de Psiquiatría, mostraron que la melatonina interaccionaba con las proteínas del citosol. En ese sentido, podía revertir el efecto inhibitorio de la calmodulina sobre la polimerización de microtubulos e inducir una redistribución de la proteína hacia la membrana. Además, podría inhibir la enzima óxido nítrico sintasa cerebelar de la rata y la proteína quinasa dependiente de calcio/calmodulina por medio de un mecanismo en el que participa la calmodulina.

Otras funciones reseñables de la hormona son su activación directa de la quinasa C alfa, amen de promover su redistribución celular y la reorganización de los filamentos intermedios. La unión de melatonina a la proteína quinasa C insta la fosforilación de calmodulina y su posterior redistribución citosólica. La hormona también puede regular la presión intraocular en los conejos e inhibir la adhesión leucocitaria uniéndose al receptor MT3 (la enzima quinina reductasa 2).

Neutralización de los radicales libres,

La vida se desarrolló y se desarrolla en un medio en el que la agresión por radicales de oxígeno es constante. Por ello, desde el mismo principio de la vida, las células tuvieron que adquirir mecanismos de protección. Por otro lado, la melatonina se encuentra muy repartida por los reinos vegetal y animal, así como por organismos unicelulares muy primitivos. Su función en estos organismos se desconoce, pero resulta atractiva la idea de que guarde relación con la actividad antioxidante. Cabe, pues, imaginar que la función antioxidante constituyera la misión originaria de la hormona, para ir luego ampliando su rango de acción.

La glándula pineal y la melatonina, su principal secreción, están ya integradas en el sistema endocrino. Sin embargo, tanto por las incipientes muestras de su síntesis extrapineal como por sus múltiples funciones, la hormona también se integra en los sistemas neuroinmunitario y neuroinmunoendocrino. El reto para el futuro cercano consiste en llegar a saber si, a la luz de los nuevos datos conocidos, la melatonina participa en algunos procesos fisiopatológicos (envejecimiento, cáncer, alteraciones del sistema inmunitario, etc.) y si se la podrá utilizar para la prevención o el tratamiento de alguno de estos procesos.

Capítulo 2. Influencia de la dieta en la melatonina plasmática.

Hay diversos estudios que indican la influencia de la dieta en la síntesis o concentración de melatonina.

Restricción dietética energética.

La fuerte influencia de la ingesta sobre la síntesis de melatonina se ha detectado en estudios de sujetos que sufrieron períodos de ayuno. La restricción dietética energética disminuye la secreción nocturna de melatonina aunque el número de estudios que prueban esto es reducido. El ayuno voluntario a corto plazo mediante el rechazo total de comida o ingesta muy reducida (< 300 Kcal por día) de 2 a 7 días reduce la concentración de melatonina plasmática en un 20%. En estos estudios, sin embargo, no se observaron cambios en los metabolitos de la melatonina, excretados en la orina. El suplemento con glucosa durante los cortos períodos de ayuno, devolvió las reducidas concentraciones de melatonina a un nivel normal, sugiriendo que los pinealocitos humanos u otras células productoras, requieren un suministro de una cantidad mínima de glucosa para funcionar.

Plantas comestibles y productos de herboristería.

Algunos alimentos, especialmente las plantas comestibles, contienen melatonina y su precursor triptófano. En realidad la presencia de melatonina en las plantas es universal, aunque con una amplia variedad de concentraciones desde picogramos a microgramos por gramo de tejido vegetal.

Se ha detectado melatonina en los tomates, aceitunas, arroz, nueces y cebada. Estudios recientes han descubierto que las concentraciones de melatonina son diferentes dentro de la misma planta, según su variedad. En las uvas, las variedades Nebbiolo y Croatina poseen altos niveles, que alcanzan los 0.8-09 ng/g, mientras la variedad Cabernet tan sólo alcanza 0.005 ng/g. Por tanto, al tomar una copa de vino, la concentración de melatonina puede variar de picogramos a varios nanogramos por mililitro.

La biodisponiblidad de melatonina vegetal ha sido estudiada principalmente en animales, aunque también en humanos. Se ha medido un incremento en la concentración plasmática o cantidades aumentadas de excreción urinaria de 6-sulfatoximelatonina después de la ingesta de productos que contenían melatonina, como vegetales o cerveza de cebada. Incluso se ha observado cierta dependencia- la media de la concentración de 6-sulfatoximelatonina urinaria es un 16% mayor en mujeres japonesas con mayor ingesta de vegetales frente a las que tienen una menor ingesta de vegetales-. Sin embargo los vegetales y cereales contienen grandes cantidades de vitaminas y minerales. Por tanto, incluso los niveles elevados detectados en estos estudios, pueden ser atribuidos a una síntesis aumentada de melatonina endógena por el posible efecto estimulatorio de las vitaminas y de los minerales.

Además del vino, existen altas concentraciones de melatonina en los granos de café. Aunque se estima que una taza de café contiene 40 microgramos de melatonina, que corresponde a la secreción endógena nocturna, el efecto general en la concentración de la melatonina circulante puede variar, dado que el café contiene cafeína que podría reducirlos niveles endógenos nocturnos de melatonina. Los resultados de los estudios clínicos son contradictorios. En dos estudios cortos, una dosis única de 200 mg de cafeína disminuyo la secreción nocturna de melatonina, mientras en otro estudio, se produjo un aumento del 32% de dichos valores. En otro estudio, los sujetos ingirieron 400 mg de cafeína en intervalos de una semana. El análisis mostró una reducción de los niveles plasmáticos de melatonina del 7%. Cuando los sujetos tomaron café, existió un reducción de la excreción urinaria nocturna de la 6-sulfatoximelatonina del 50%, comparados con los sujetos que tomaron café descafeinado. La cafeína tiene tanto efectos estimuladores como inbidores sobre la secreción de melatonina. Cuál domina en los sujetos sanos se desconoce, dado que los efectos se han comprobado mayoritariamente en animales e *in vitro*.

La cafeína puede alterar la regulación de la expresión de los genes del reloj circadiano, tanto aumentédola como disminuyéndola. La cafeína actúa como un antagonista del receptor de adenosina. La adenosina incrementa los niveles intracelulares de AMPc, a través del receptor de adenosina, que incrementa la producción de la arilalquilamina-N-acetiltransferasa, enzima limitante de la síntesis de melatonina. Dado que los receptores de adenosina, son bloqueados por la cafeína, la síntesis de melatonina disminuye. Además la cafeína puede inhibir la metabolización de la melatonina. La cafeína y la melatonina compiten por las mismas enzimas hepáticas del citocromo P450, que metabolizan ambos compuestos, de esta manera, después de la toma de alta dosis de cafeína, los niveles de melatonina se incrementan.

Existen difernicas significativas en los trabajos mencionados, en cuanto a su diseño, posología de administración de la cafeína, así como en la recogida de muestras y análisis de la melatonina, y sus metabolitos.

Además los sujetos podían estar privados o no de sueño, lo que altera las concentraciones de melatonina y explica en parte los resultados. La menstruación y el uso de anticonceptivos, alteran los niveles plasmáticos de melatonina, al inhibir enzimas en el hígado.

Leche nocturna.

La melatonina es un compuesto natural que se encuentra en la leche. La leche producida por la noche, tiene mayor contenido eontenido en melatonina. Este fenómeno es universal entre los mamíferos. Sigue un ritmo circadiano. Dado que la leche es principal elemento de la dieta de los bebes, y la lactancia nocturna es adecuada, el contenido de melatonina de la leche nocturna puede jugar un papel de relevancia fisiológica. Esta teoría se podría beneficiar de futuros estudios. Parece plausible que el paso de la melatonina a través de la leche al bebe, provoque una mejora en el sueño nocturno, aunque esto está basado en un limitado número de observaciones. Además la fórmula enriquecida en triptófano, si es administrada por la noche, produce mejora de los parámetros de sueño e incremento de los metabolitos urinarios de la serotonina, lo que implica un uso incrementado de serotonina para producir melatonina. Estudios que demuestren la influencia del contenido de melatonina en la leche de vaca sobre los niveles plasmáticos de melatonina en adultos son escasos. En ancianos institucionalizados, la leche comercial habitual fue sustituida por leche comercial rica en melatonina en un estudio doble ciego. La ingesta total de melatonina fue de 10-20 ng, de la leche enriquecida, sin embargo esas dosis distribuidas a lo largo del día, tienen un significado biológico, difícil de encontrar y entender. La actividad matutina de los sujetos, aumentó significativamente, lo que implicaba que la diferencia de concentración de melatonina, entre ambas leches comerciales tenía un efecto fisiológico.

Alcohol.

Conclusiones acerca de la influencia del alcohol sobre los niveles de melatonina son inconsistentes. Tanto el consumo agudo como crónico de alcohol en unas cantidades correspondientes a un bebedor social (10-100 gramos de alcohol diarios) reducen los niveles de melatonina en sangre y en la saliva en tres estudios de voluntarios sanos pero no en un cuarto estudio. Además de la cantidad absoluta de alcohol, otras propiedades de la bebida alcohólica pueden tener una influencia en el efecto global.

Como ya mencionamos la cerveza y el vino contienen melatonina y consecuentemente pueden tener una influencia adicional en los niveles detectables de melatonina en el cuerpo humano. En un estudio con cerveza de alta graduación, 7.2 %, 45 minutos después de una dosis única de 330 ml en mujeres y 660 ml en hombres, correspondientes a dosis de 24-48 gramos de alcohol, el nivel de melatonina en suero fue significativamente superior en un pequeño estudio de siete voluntarios sanos. Este aumento fue explicado por los investigadores, por el alto contenido en melatonina de la cerveza. La influencia del alcohol sobre los metabolitos urinarios de la melatonina entra en conflicto con los resultados anteriores. Incluso si las dosis únicas o repetidas de alcohol por la noche reducen la secreción nocturna de melatonina, no observaron los cambios correspondientes en la excreción urinaria de metabolitos de la melatonina. En esos estudios, voluntarios sanos de ambos sexos recibieron dosis entre 15 y 20 gramos de alcohol diarios, en una sola dosis o en dosis repetidas. Sin embargo en un gran estudio, con más de 200 mujeres sanas, entre 20 y 74 años, se encontró que la concentración nocturna urinaria de 6-sulfametoximelatonina disminuyó, de forma dosis dependiente, al aumentar la ingesta alcohólica, en las 24 horas precedentes.

Un análisis reveló que la ingesta de una bebida no tenía influencia, al menos en el 70% de los días estudiados. Una reducción del 9% en el caso de la ingesta de dos bebidas alcohólicas, una reducción del 15% en caso de tres bebidas alcohólicas, y una reducción del 17% en el caso de cuatro o más bebidas alcohólicas, solo observado en el 2% de los días estudiados. Esto se mostró también, después de tomar en cuenta, los efectos de la edad, número diario de horas de oscuridad, y uso de medicamentos que podían afectar los niveles de melatonina y el índice de masa corporal.

Por tanto el consumo de alcohol parece reducir la concentración plasmática de melatonina, pero si existe una asociación entre los metabolitos urinarios de la melatonina y el alcohol no está tan claro, quizás debido a la variedad de bebidas y cantidades usadas y a las diferencias en los métodos de recogida de orina, así como a las diferencias metabólicas basadas en el alcohol. Se han descrito varias hipótesis para explicar como el etanol inhibe la secreción de melatonina. Las hipótesis varían desde patrones de sueño alterados y pérdida del ritmo diario por el uso de alcohol a reducción de la actividad de la triptófano hidroxilasa, pasando por retraso de fase de la expresión del gen de la arilalquilamina-N-acetiltranferasa, así como actividad de la misma y pasos alterados en la síntesis o excreción de melatonina. Además, el etanol disminuye la concentración plasmática de triptófano, provocando una disminución a corto plazo, en la disponibilidad de triptófano. Una pequeña cantidad de glucosa es necesaria para la síntesis de melatonina. Dado que el alcohol tiene propiedades hipoglucemiantes, se ha especulado que una insuficiente cantidad de glucosa en los pinealocitos podría explicar los niveles reducidos de melatonina.

Suplementos alimenticios.

En España, la dosis máxima de melatonina que deben tener los complementos alimenticios es de 1 mg por cápsula, utilizado como adyuvante en la resolución del insomnio. Estando disponibles en tiendas, grandes superficies, supermercados, tiendas de herboristería y parafarmacias. A partir de dosis de 2 mg, se considera medicamento, que está comercializado como circadín, que esta distribuido por los laboratorios Lundbeck, desde finales de 2008, cuya única indicación es el tratamiento del insomnio primario en los mayores de 55 años.

Disponibilidad de nutrientes.

La evidencia de la influencia de los nutrientes en la síntesis de melatonina tiende a ser variable. Existen algunos estudios, basados mayoritariamente en animales, que prueban la importancia de las vitaminas del grupo B, del zinc, del magnesio y de los ácidos grasos poliinsaturados.
Se han relacionado, los déficits de ácido fólico, de magnesio y de zinc, con niveles inferiores de melatonina, en roedores. Y en otro estudio en roedores, la vitamina B6 sola o combinada con zinc, aumentaba las concentraciones plasmáticas de melatonina. Se supone que el ácido cólico y la vitamina B6 aceleran la formación de serotonina a partir del triptófano, actuando como coenzimas. Por otro lado, se supone que el zinc y el magnesio aumentan la producción de melatonina a partir de la serotonina, al unirse al enzima arilalquilamina-N-acetiltransferasa, por tanto activándola y aumentando la afinidad de la serotonina para unirse a dicha enzima. En humanos, el papel de estas vitaminas y minerales en este proceso, está menos estudiado.
En un gran estudio, donde partipaban 300 mujeres japonesas, la ingesta de ácido fólico no estuvo relacionada con la excreción urinaria de 6-sulfatoximelatonina. La 6-sulfatoximelatonina estuvó relacionada con la ingesta de vegetales, sobre todo los de color amarillo y los de color verde. En un estudio de salud de enfermeras, donde participaron 1000 mujeres, no se encontró asociación entre la ingesta de varios nutrientes como ácido fólico, vitamina B6 y zinc y la excreción urinaria aumentada de melatonina. Aparte de una asociación positiva marginal entre el consumo de tomate, de zumo de naranja y de crema láctea y la 6-sulfatoximelatonina, sólo el consumo de

carne, estuvo significativamente e inversamente relacionado con la 6-sulfatoximelatonina, por la noche. Evidencia clínica fiable sobre el aumento de la secreción de melatonina, después de la ingesta de magnesio o zinc aún no existe. En un estudio de 10 hombres sanos, una dosis única intravenosa de sulfato de magnesio no tuvó efecto sobre la liberación de melatonina. No existió correlación entre los niveles de magnesio y los niveles de melatonina. Sin embargo, se encontró una correlación entre los niveles de zinc y los de melatonina.

La glándula pineal contiene altos niveles de n-6 y de n-3 ácidos grasos poliinsaturados, especialmente ácido araquidónico y ácido docosahexaenoico. Existe alguna evidencia que el balance de los ácidos grasos podría influenciar la síntesis de melatonina. En roedores, una dieta deficiente en ácidos grasos n-3 podría la secreción nocturna de melatonina, que regresa a la normalidad, después de la administración de ácido docosahexaenoico. Según estudios de experimentación animal, el ritmo de la actividad de la enzima arilalquilamina-N-acetiltransferasa podría ser alterado por el balance de ácidos grasos n-3 y por el cociente entre los ácidos grasos n-3 y los ácidos grasos n-6, así como también podría modificar las actividades de las proteínas unidas a membrana, que incluyen a enzimas, receptores y proteínas transportadoras.

El único estudio clínico que medía la importancia de los ácidos grasos de la dieta sobre los nivcles de melatonina en humanos era uno que incluía pacientes con insomnio. Los sujetos tomaron suplementos dietéticos que contenían aceite de soja, aceite de enebro, extracto de lúpulo y lecitina de soja. Diariamente, durante un mes, antes de dormir. Ni este suplemento ni un placebo, que contenía aceite de oliva tuvieron un efecto sobre la excreción urinaria de 6-sulfametoximelatonina.

Capítulo 3. Fisiología y farmacología de la melatonina.

Biosíntesis de melatonina.

La melatonina es sintetizada a partir del aminoácido precursor de la dieta triptófano, siguiendo la siguiente vía metabólica: L-triptófano-triptófano hidroxilasa› 5-hidroxitriptófano-decarboxilasa de aminoácidos-aromáticos› 5-hidroxitriptamina-serotonina-N-acetiltranferasa› N-acetil-5-hidroxitriptamina-hidroxiindol-O-metiltransferasa› melatonina.

El ritmo de formación de melatonina depende de la actividad de dos enzimas, serotonina-N-acetiltransferasa o arilalquilamina-N-acetiltransferasa, y en menor medida de triptófano hidroxilasa, que controla la disponibilidad de serotonina. Además se ha demostrado que algunos factores nutricionales como la disponibilidad de triptófano, ácido fólico y vitamina B6 podrían influir en la síntesis de melatonina.

Triptófano hidroxilasa.

La enzima mitocondrial triptófano hidroxilasa transforma el triptófano en 5-hidroxitriptófano, y requiere un cofactor pteridina, tetrahidrobiopterina, para su acción catalítica. La localización de esta enzima se reduce a los tejidos productores de serotonina, que incluyen la retina y la glándula pineal. Anteriormente, se pensaba que era un sólo producto de un gen, hoy en día se sabe que presenta dos isoformas. La isoforma 1 se halla en la glándula pineal y el intestino, mientras que la isoforma 2 se expresa exclusivamente en el cerebro. En la glándula pineal y en la retina, el ARNm y/o la actividad de la enzima fluctúa de manera circadiana, con valores elevados durante la noche. El incremento nocturno de la actividad enzimática requiere de síntesis proteica de novo. La exposición a la luz durante la noche, hace descender la actividad de esta enzima.

Arilalquilamina-N-acetiltransferasa.

La serotonina-N-acetiltransferasa está considerada como una enzima reguladora clave en la vía de biosíntesis de la melatonina. En línea, con esta suposición, los cambios en la secreción y nivcles de melatonina reflejan la actividad de esta enzima. Debido a su papel en la síntesis de melatonina, a esta enzima, se le ha llamado enzima del ritmo de la melatonina. El análisis con Northern blot reveló que la presencia de altas concentraciones del ARNm de esta enzima en las glándula pineales y en las retinas de los vertebrados. En la retina, el ARNm se observo principalmente en las células fotorreceptoras y en menor cantidad en capa nuclear interna y en la capa celular ganglionar. Estos hallazgos sugirieron, que además de los fotorreceptores, otras células de la retina tenían una capacidad limitada de producir melatonina. Se ha encontrado un sólo gen que codifica esta enzima en mamíferos. Pertenece a una superfamilia de N-acetiltransferasas relacionadas con el GCN-5, y necesitan al acetilcoenzima A, como donante de grupos acetilo. La enzima tiene una alta finidad por la serotonina. Está compuesta de núcleo catalítico y regiones reguladoras. El núcleo catalítico une a las arilalquilaminas y al acetilcoenzima A, y facilita la transferencia del grupo acetilo, mientras las regiones reguladoras contiene los lugares de fosforilación decisivos para la estabilización y y activación del núcleo catalítico. La fosforilación de estos lugares promueve la unión a las proteínas 14-3-3, que reduce la Km de los sustratos arilalquilaminos y protege al enzima frente proteolisis proteosómica. La actvidad pineal de la enzima en mamamíferos está controlada por un reloj circadiano en el núcleo supraquiasmático del hipotálamo anterior.

Catabolismo de la melatonina.

La melatonina producida por la glándula pineal es liberada a la circulación, y accede a varios fluidos, tejidos y compartimentos celulares. Dado que esta hormona lipofílica no es almacenada en la glándula pineal, las concetraciones plasmáticas reflejan la actividad de la glándula pineal. Más del 90% de la melatonina circulante es desactivada por el hígado. La melatonina es primero hidroxilada en la posición 6 por el citocromo hepático P450, principalmente por la isoforma CYP1 A2. La 6-hidroximelatonina es posteriormente conjugada con sulfato y en menor medida, con ácido glucurónico, y forma conjugados, que son excretados en la orina. Cantidades muy pequeñas de 6-hidroximelatonina son excretadas a orina, sin cambios, así como otros metabolitos. La excreción urinaria de 6-sulfatoximelatonina refleja fielmente los niveles plasmáticos de melatonina y es usada, frecuentemente para la evaluación del ritmo de la melatonina. El metabolismo de la melatonina es rápido y su vida media en humanos, después de una administración exógena es corta, variando entre 10 y 60 minutos.
Dentro del cerebro, la melatonina es degradada por la separación del anillo pirrolico.
La N-acetil-N-formil-5-metoxi-quinuramina, un producto de esta reacción, es desformilado por tanto la arilamina formamidasa como por la hemoperoxidasa, a N-acetil-5-metoxi-quinuramina.
La degradación metabólica de la melatonina en la retina es diferente a la melatonina, sintetizada en la glándula pineal. Inicialmente, la aril acilamidasa cataliza la desacetilación de la melatonina a 5-metoxitriptamina. Posteriormente es metabolizada, por la misma vía que las catecolaminas y que las indolaminas, con la desaminación por la monoamino oxidasa, para formar 5-metoxiindol acetaldehido, y su oxidación posterior a ácido 5-metoxiindolacético o su reducción a 5-metoxitriptofol.

El ritmo de la melatonina: Una expresión química de la oscuridad.

Las características más llamativas del sistema de generación de melatonina son sus variaciones diarias y su sensibilidad a la luz, que suprime su actividad. Independientemente de si la especie en cuestión, es diurna, nocturna o crepuscular, las concentraciones de melatonina, durante la fase de oscuridad son elevadas. El ritmo y patrón del incremento nocturno varía entre los diferentes tejidos. Existe un pico de secreción de melatonina a medianoche. Los niveles de melatonina aumentan gradualmente, con el anochecer, alcazando un pico en la mitad de la noche, y posteriormente, descienden lentamente, durante la segunda parte de la noche, hasta alcanzar los valores bajos diurnos, cerca del amanecer. Las variaciones rítmicas de la melatonina y/o de la actvidad de la arilalquilamina-N-acetiltransferasa, son circadianas en naturaleza, dado que persisten en situaciones de constante oscuridad en la mayoría de las especies. Ambas son bajas, durante la fase subjetiva de luminosidad y altas, en la fase subjetiva de oscuridad. La fluctuación circadiana en la liberación de melatonina se ha observado incluso en los cultivos celulares de retina, indicando la exsitencia de un reloj circadiano intrínseco en estos tejidos. En situación de oscuridad constante, la amplitud del ritmo de actividad de la melatonina y de la enzima arilalquilamina-N-acetiltransferasa, disminuye, progresivamente. Esta disminución es debida predominantemente a una reducción de la actividad enzimática y producción de melatonina, durante la fase subjetiva de oscuridad, tanto en la retina como en la glándula pineal y a aumento de la actividad de la arilalquilamina-N-acetiltransferasa, solamente en la retina, durante la fase de luminosidad. El ritmo de melatonina, es usualmente indetectable, en mamíferos con su suficiente intensidad de luminosidad constante.

La forma del ritmo de la melatonina varía con las estaciones del año.

La producción rítmica de melatonina en vertebrados, es modificada por los cambios estacionales en la duración del día, es decir el fotoperíodo. La duración de los niveles elevados de melatonina en sangre y en la glándula pineal, es directamente proporcional a la duración de la noche. Escasos estudios indican que los humanos son capaces de responder a la duración del día, modificando la secreción de melatonina. Se cree que la la glándula pineal, a través de la secreción de melatonina, es esencial para calcular el tiempo fotoperiódico y permite a los organismos, anticiparse y adaptarse a los cambios en las condiciones medioambientales.

La luz regula la síntesis de melatonina.

La luz es el factor medioambiental dominante, que controla la síntesis de melatonina, tanto en la glándula pineal como en la retina.
La glándula pineal de los mamíferos ha perdido su fotosensiblidad, durante la evolución y la información sobre las condiciones ambientales de la luz, es transmitida a la glándula, a través de una vía multisináptica compleja. Un estímulo luminoso percibido en la retina, es transmitido, principalmente, a través del tracto retinohipotalámico al núcleo supraquiasmático, la pieza maestra del reloj circadiano. Posteriormente, el núcleo supraquiasmático conduce el estímulo a la glándula pineal, a través del núcleo hipotalámico dorsomedial, las columnas celulares torácicas superiores de la médula espinal, ganglios cervicales superiores, y finalmente las fibras adrenérgicas postganglionares, que inervan la glándula pineal. Los cambios en los niveles de noradrenalina, liberada por estas fibras aseguran una correcta transferencia de la información sobre la luz y la síntesis de melatonina en la glándula pineal, a través de el reloj circadiano.
La exposición a la luz por la noche, disminuye rápidamente los niveles de

arilalquilamina-N-acetiltransferasa, melatonina y 6-sulfatometoximelatonina. Se ha observado que este efecto supresor resulta de la iluminación con luz blanca de todo el espectro, luz visible monocromática así como radiación próxima a los rayos ultravioletas, La cantidad de luz requerida para suprimir la producción de melatonina durante la noche, varía según las especies, con la duración de la noche y la exposición previa a la luz. La magnitud de los cambios inducidos por la luz en la actividad nocturna de la arilalquilamina-N-acetiltransferasa, la melatonina y la 6-sulfatoximelatonina eran dependientes de la duración e intensidad del pulso de luz, su longitud de onda, siendo, la azul, la más potente y la roja, la más débil, y del tejido estudiado.

Pulsos de luz apropiados en el tiempo, normalizan el reloj circadiano, que genera el ritmo de la melatonina y de la actividad de la arilalquilamina-N-acetiltransferasa, de forma depediente a cada fase. La luz de la mañana que avanza la fase, tiene un mayor efecto sobre la disminución de la melatonina y de la actividad de la arilalquilamina-N-acetiltransferasa. De la misma manera, la luz del atardecer que retrasa la fase, tiene un mayor efecto sobre el incremento de la melatonina y de la actividad de la arilalquilamina-N-acetiltransferasa. Existe clara evidencia de que hay dos osciladoresen la producción de los cambios de fase en humanos.

El sistema fotorreceptor o los sistemas que median los efectos de la luz sobre la producción de melatonina aún no están claros. Estudios desarrollados en humanos, han descrito un nuevo sistema fotoreceptor, que es diferente a los receptores visuales clásicos, conos y bastones, y es sensible a la longitud de onda, correspondiente al azul, dentro de la luz blanca, están primariamente implicados en las respuestas a la luz, mediadas por melatonina. Se sugiere que la melanopsina, un nuevo fotopigmento descubierto, juega un papel importante en la supresión de melatonina, inducida por la luz.

Mecanismos moleculares y neuroquímicos subyacentes a la regulación de la actividad de la arilalquilamina-N-acetiltransferasa dirigida por la luz y controlada por el reloj.

Los cambios dinámicos en la actividad de la arilalquilamina-N-acetiltransferasa están regulados por sistemas de control complejos que consisten en dos elementos básicos: un reloj circadiano autónomo y mecanismos de desconexión. El reloj circadiano está compuesto de asas de retroalimentación transcripcionales y translacionales y está incrustado en la condiciones ambientales lumínicas, a través de la luz. Los mecanismos de desconexión son responsables de los efectos supresores rápidos de la luz sobre los niveles y actividad de la arilalquilamina-N-acetiltransferasa.

La actividad de la arilalquilamina-N-acetiltransferasa podría estar controlada a varios niveles de su procesamiento y de su síntesis, que serían a nivel transcripcional, a través de procesos postranscripcionales, tales como fosforilación y la unión a proteínas chaperonas, a través de la regulación de la velocidad de degradación de proteínas por la proteólisis proteosómica.

La importancia de los eventos transcripcionales en la regulación de la arilalquilamina-N-acetiltransferasa pineal varía según las especies.

En mamíferos, el reloj que controla la arilalquilamina-N-acetiltransferasa está localizado en el núcleo supraquiasmático, que recibe la información fotónica a través de la retina, por el tracto retinohipotalámico. El neurotransmisot simpático, noradrenalina, liberado por las fibras postganglónicas que inervan la glándula, es una pieza clave en las fluctuaciones de la arilalquilamina-N-acetiltransferasa. Por la noche, cuando la actividad de estas fibras, está incrementada, la noradrenalina es liberada y estimula a los rceptores adrenérgicos postsinápticos alfa1 y beta1, localizados en los pinealocitos. Un incremento de la concentración intracelular de calcio, resultado de la estimulación de los receptores adrenérgicos alfa1 potencia la activación de la adenilciclasa por un mecanismo que incluye la proteinquinasa C y proteinquinasa del calcio/calmodulina. Esta activación produce un incremento rápido y enorme de nivel intracelular de AMPc.

Los niveles elevados de AMPc, el segundo mensajero que controla la síntesis de melatonina activa la proteinquinasa dependiente del AMPc y ejerce una doble acción sobre la arilalquilamina-N-acetiltransferasa. Por tanto durante la oscuridad de la noche, cuando los niveles de AMPc son altos, la arilalquilamina-N-acetiltransferasa es fosforilada por la proteinquinasa dependiente del AMPc y forma un complejo con las proteínas 14-3-3. Dentro de este complejo, la arilalquilamina-N-acetiltransferasa es activada catalíticamente y es protegida de la degradación y de la desfosforilación. La exposición a la luz desciende los niveles de AMPc, que conlleva a una desfosforilación de la arilalquilamina-N-acetiltransferasa y ruptura del complejo arilalquilamina-N-acetiltransferasa/14-3-3, con una caída concomitante en la actividad catalítica de la arilalquilamina-N-acetiltransferasa y una rápida proteólisis proteosómica de esta enzima.

Papel de la dopamina en la regulación de la síntesis de melatonina en la retina.

La dopamina, la principal catecolamina de la retina de los vertebrados está localizada en una subpoblación de células amacrina y/o interplexiformes, dependiendo de las especies, y funciona como una señal bioquímica para la luz. Se ha sugerido que el efecto supresor de la luz sobre la biosíntesis de melatonina en la retina, está mediado, al menos en parte por receptores dopaminérgicos D2/D4, localizados en las células fotorreceptoras.

Los receptores dopaminérgicos D2/D4 parecen estar implicados en el efecto cambio de fase sobre el ritmo circadiano de la melatonina en la retina. Los receptores dopaminérgicos D4que regulan la biosíntesis de melatonina en la retina, podrían estar indirectamente relacionados con el sistema generador de AMPc.

Receptores y acciones celulares.

Hoy puede considerarse como universalmente aceptada la idea que la melatonina es el prototipo de los "cronobióticos", es decir, de compuestos que mueven las "agujas" del reloj biológico o aumentan la amplitud de su oscilación. Esta es la principal aplicación de la melatonina en el momento actual. La melatonina ocupa así un lugar de importancia en el tratamiento del insomnio del geronte, en las alteraciones del sueño en condiciones como el trabajo en turnos y en el cuadro del "jet-lag" luego de los vuelos transmeridianos, donde se verifican apreciables alteraciones de la función del reloj.

Sin embargo, en años recientes han emergido varias y versátiles funciones de la melatonina en numerosos laboratorios de investigación alrededor del mundo, además de la acción sobre los ritmos circadianos. Es decir, se visualizan aplicaciones futuras de la melatonina que trascienden las vinculadas a su actividad circadiana. Una de ellas es su uso como antioxidante.

Sitio de acción de la melatonina

Desde el comienzo de los años setenta se conoce la existencia de mecanismos de concentración saturables para la melatonina en el SNC. Estos datos han sido corroborados por estudios de microdiálisis. La vida media de la melatonina inyectada es de unos 20-30 min, tanto en el SNC como en la periferia.

Los primeros experimentos sobre la existencia de sitios receptores en membranas celulares para la melatonina fueron llevados a cabo en Buenos Aires a fines de la década de los setenta. Estudios posteriores corroboraron y extendieron dichas observaciones ampliamente. Un etapa que comenzó con la introducción del compuesto radiactivo 2-125I-melatonina culminó con la identificación de los distintos subtipos de estos receptores. Mediante el uso de este marcador se identificaron sitios receptores para la melatonina en áreas cerebrales como el hipotálamo (núcleos supraquiasmáticos, cerebelo), el plexo coroideo y en varias arterias cerebrales del polígono de Willis. Estos últimos explican el vínculo estrecho entre la melatonina y procesos termorregulatorios.

La existencia de receptores para la melatonina no sólo se limita al SNC. La mayoría de los tejidos periféricos presentan sitios de unión para la hormona. Entre ellos están los órganos linfoideos primarios y secundarios, las glándulas suprarrenales, el corazón y pulmones, el tracto gastrointestinal, las glándulas mamarias, el riñón y los órganos reproductivos. En realidad, es una excepción más que la regla encontrar un tejido sin receptores de alta afinidad para la melatonina. Esta es la base de la acción de la hormona como "temporizador interno" de los ritmos circadianos, sincronizando la expresión de los genes circadianos que se hayan presentes en todas las células.

Un primera clasificación de los receptores para melatonina fue la de 2 sitios, ML1 y ML2, diferenciables por sus propiedades farmacológicas. La activación de los sitios ML1 produce la inhibición de la producción de AMP cíclico; la activación de los sitios ML2 está vinculado al aumento del "turnover" de fosfoinositósidos.

Un hito de importancia en la investigación sobre los sitios receptores para melatonina ha sido su clonación. De los 2 subtipos identificados, Mel(1a) y Mel(1b), hoy renombrados MT1 y MT2, el receptor MT1 tiene un ARN mensajero que se expresa en los núcleos supraquiasmáticos y en la pars tuberalis de la hipófisis. Los conocimientos actuales indican que los receptores de membrana para la melatonina pertenecen a 2 clases distintas de proteínas, la superfamilia de receptores acoplados a la proteína G (MT1, MT2) y la familia de proteínas vinculadas con la enzima quinona reductasa (MT3). Esta situación es única a nivel molecular.

Dentro de los receptores asociados con la proteína G, MT1 y MT2 se acoplan a diversas cascadas de transducción de señales que conducen a particulares respuestas celulares. Estudios en Buenos Aires a comienzos de la década de los 80 indicaron que estos receptores cambian en su función durante el ciclo diario de luz y oscuridad. El conocimiento actual avala que estos cambios rítmicos están provocados homólogamente, es decir por los niveles circulantes de la melatonina, y heterólogamente, por señales neurales y hormonales. Los proceos de sensibilización y desensibilización de los receptores incluyen eventos trasncripcionales y del acoplamiento de la proteína G.

Además de los sitios de membrana arriba mencionados para la melatonina, se han identificado también receptores nucleares para este compuesto. Diversos estudios de biología molecular han llevado a la conceptualización actual de los receptores nucleares para hormonas como constituidos por tres grandes superfamilias: los receptores para hormonas esteroideas, los receptores para hormonas tiroideas y un tercer grupo heterogéneo (los llamados receptores "huérfanos"). La melatonina ha sido propuesta como uno de los ligandos para este último grupo (superfamilia RZR/ROR). Es interesante destacar que el principal gen de respuesta de los receptores RZR/ROR es el de la 5-lipoxigenasa, una enzima clave en las reacciones inflamatorias y alérgicas. Distintos agonistas de síntesis para este receptor presentan una poderosa actividad inmunomoduladora.

Señales celulares generadas por la melatonina

La diversidad de respuestas a la melatonina puede atribuirse a la amplia distribución de sus receptores, en particular los MT1. Uno de los hechos importantes del receptor MT1 es que puede acoplarse a varias proteínas G (Gia2, Gia3, Gaq Gas, Gaz and Ga16) lo que explica la diversidad de respuestas.

Como se ha demostrado en numerosos estudios la activación de receptores MT1 produce respuestas inhibitorias en la cascada de traducción de señales del cAMP. Esto resulta en disminución de la PKA y de la fosforilación de CREB. Asimismo, aumenta el cGMP. Sin embargo en ciertas células MT1 estimula al AMPc vía proteína Gas. Además de la cascada del cAMP los receptores MT1 estimulan la cascada de la PLC tanto directa como indirectamente (vía Ghg) y activan PKC. Los MT1 se acoplan también a canales de K activados por Ca y a canales de K activados por proteína G.Rs, modulan el metabolismo de ácido araquidónico, estimulan las quinasac c-Jun N-terminal y MAP. En ciertos casos inhiben la inducción de c-fos and jun B mRNA producida por forskolina

Los receptores MT2 tienen una más restringida distribución y se han involucrado en la fisiología de la retina, en la modulación de la amplitud de los ritmos circadianos (los MT1 explican mayormente los cambios de fase) y en la regulación de respuestas inflamatorias y de la microcirculación. A diferencia de los MT1 están presentes en pocas áreas cerebrales, como los núcleos supraquiasmáticos, y otras áreas del hipotálamo y en el cerebelo. En forma similar a los MT1, los MT2 están acoplados con la inhibición de la cascada del cAMP y estimulación de la hidrólisis de PI. Sin embargo, difieren de los MT1 en que se produce disminución de GMPc.

En cuanto a los receptores MT3, presentan en estudios de afinidad una homología de más del 95% con la quinona reductasa 2 humana, enzima que participa en procesos de destoxificación. Este receptor se expresa en hígado, riñón, corazón, músculo esquelético, pulmón, intestino, bazo y SNC y se ha verificado su participación en la regulación de procesos inflamatorios y de la presión intraocular.

En resumen, parece claro que la melatonina actúa en los tejidos por más de un mecanismo y no sólo por inhibición de la producción de AMP cíclico. A esto debe agregarse la actividad de la melatonina a través de mecanismos no vinculados a receptores, como sus efectos antioxidantes, o las acciones directas sobre proteínas del citoesqueleto, a las que nos referiremos a continuación.

Melatonina y proteínas citoplasmáticas

A comienzos de la década de los setenta se postuló que la melatonina interaccionaba con procesos vinculados con componentes del citoesqueleto, como los microtúbulos y los microfilamentos. Esta hipótesis se basó en estudios sobre el antagonismo de la actividad antimitótica de la colchicina por la melatonina en distintos modelos. En varios experimentos inicialmente llevados a cabo en Buenos Aires se demostró que el transporte axoplasmático rápido, dependiente de la actividad de los microtúbulos se inhibía por el agregado de melatonina en modelos animales como la vía óptica del conejo o las raíces dorsales del ciático en ratas.

Más recientemente, en estudios en cultivos celulares (células MDCK y de neuroblastoma N1E-115), fue observado el aumento por melatonina del número de elongaciones y procesos neuríticos en concentraciones fisiológicas de la hormona. Esta acción es ejercida tanto a nivel de la actina (la proteína constitutiva de los microfilamentos) como de la tubulina. Por ejemplo, la melatonina aumenta en células de neuroblastoma el estado polimerizado de la tubulina.

Las acciones de la melatonina sobre el citoesqueleto en células aisladas están vinculadas con cambios en los niveles de calmodulina, principal proteína intracelular fijadora de Ca2+. La melatonina inhibe la fosfodiesterasa dependiente de calmodulina e interactúa en forma directa con la calmodulina, sin la mediación aparente de sitios receptores de membrana o nucleares. Como la melatonina inhibe también la actividad de la proteína quinasa Ca2+/calmodulina-dependiente, una de las principales enzimas efectoras de la calmodulina en el SNC, parece factible que la melatonina sea un inhibidor universal de la acción de la calmodulina.

En qué medida procesos altamente dependientes de la plasticidad neuronal, como el aprendizaje y la memoria, pueden ser afectados por la melatonina es un tema de gran interés actual. Estudios en la enfermedad de Alzheimer y otras demencias indican una potencial aplicación de la melatonina en la detención y aun mejoría del cuadro de déficit cognitivo.

En resumen, puede afirmarse que la acción de la melatonina trasciende en mucho su hasta ahora demostrada actividad sobre el ritmo sueño/vigilia. Tanto el SNC como los tejidos y órganos periféricos tienen la capacidad de "leer"" el mensaje de melatonina y de descodificar una información en una forma que recién estamos comenzando a entender.

Farmacología de la melatonina.

La síntesis endógena de melatonina se produce a partir del precursor inicial triptófano o del propio neurotransmisor serotonina que puede captarse tanto del líquido cefalorraquídeo como de terminales nerviosas circundantes y ser almacenado en el citoplasma de los pinealocitos. Las vías de administración habituales son la sublingual (dosis bajas; 1-3 mg) debiéndose tomar entre 30 min y una hora antes de acostarse y la oral (dosis elevadas; 5 mg o más) que debe administrarse entre 1-2 horas antes de acostarse. Los comprimidos de Circadin® contienen 2 mg de melatonina de liberación sostenida y, por lo tanto, a pesar de la baja dosis del principio activo que aportan su vía de administración es oral. Se aconseja tomar el comprimido después de haber ingerido algún alimento.

En cuanto a los parámetros de distribución de la melatonina, tomando como referencia los asociados a una administración farmacológica exógena, alcanza la Tmáx. entre 40 minutos y 3 horas —si se ha tomado junto con alimentos—, su biodisponibilidad oscila entre el 15-50 % y presenta una unión a proteínas plasmáticas de alrededor del 60 %. Su vida media se sitúa entre las 3,5-4 horas. El principal lugar de metabolización de la melatonina es el hígado en donde se hidroxila produciéndose el metabolito inactivo 6-hidroximelatonina. Pero también se produce un metabolismo en el sistema nervioso central, del que se origina el metabolito ac-tivo N-acetil-5-metoxiquinuramina. Por último, su excreción es básicamente renal con menos de un 0,5-2% de eliminación sin metabolizar.

La seguridad de la melatonina es excelente, ya que no se conoce dosis tóxica a pesar de que se han administrado dosis entre 600 y 3.000 veces superiores a la terapéutica. Si bien cabe ser cauteloso apuntando su toxicidad potencial a dosis muy altas en tratamiento crónico. No se ha descrito abuso, dependencia ni tolerancia a su consumo, pudiéndose interrumpir o finalizar el tratamiento sin pauta de retirada. La utilización de melatonina se halla contraindicada si el paciente sufre trastornos autoinmunes, lupus eritematoso sistémico e hiperprolactinemia de cualquier etiología. Así mismo, se recomiendan precauciones en insuficiencia hepática y/o renal, embarazo y lactancia y en menores de 18 años.

Los efectos adversos observados durante el tratamiento con melatonina son poco frecuentes (1/1.000 pacientes) y los porcentajes similares a los obtenidos con placebo. En la mayoría de casos se desarrolla tolerabilidad tras unas semanas de tratamiento y el ajuste a la baja de la dosis resulta en una adecuada estrategia para mantener instaurado el tratamiento. Caso de ser necesaria su retirada, se produce la remisión completa de las molestias sin secuelas. La aparición de somnolencia, mareo, cefalea, cansancio, astenia, hiperhidrosis, sequedad de boca, estreñimiento, dolor abdominal, irritabilidad, nerviosismo, aumento de peso y sueños vívidos aparecen como efectos indeseables más habituales.

Son diversos los alimentos que contienen cantidades significativas de melatonina, si bien cubrir una dosis efectiva de melatonina a través de la dieta puede no ser suficiente cuando se requieren dosis elevadas y resulte más práctica su administración en comprimidos. La consideración de alimentos con melatonina en nuestra alimentación si es una estrategia adecuada para la prevención de numerosas patologías asociadas al envejecimiento. En los vegetales la melatonina actúa como hormona del crecimiento, pudiéndose destacar su presencia en cereales (copos de avena, maíz dulce, arroz, cebada), frutas y verduras (cerezas, plátanos, fresas, tomates), algas y vino tinto. Cabe destacar las nueces, con un elevado contenido de melatonina y de ácidos grasos omega-3, especialmente interesantes de introducir en nuestra dieta con una ingesta diaria aconsejada de tres de ellas.

000# Capítulo 4. Melatonina y aparato digestivo.

Melatonina gastrointestinal versus melatonina pineal.

Existen sustanciales diferencias entre la melatonina pineal y la melatonina gastrointestinal, con respecto a su localización, modos de secreción y acciones, acumulación desde la circulación periférica y respuesta a la ingesta. La producción de melatonina en la glándula pineal es principalmente ciclíca, con una concentración rápidamente creciente de melatonina, segregada en la oscuridad. Este incremento nocturno de melatonina en la sangre periférica y en todos los tejidos del cuerpo es utilizada por la mayoría de los organismos vivos, como señal conveniente del ritmo circadiano. Dado que la duración de la noche en las regiones boreales y templadas, varían estacionalmente, las variaciones circadianas anuales de la producción pineal de melatonina sirven como un temporizador circadiano anual, transformando la energía fotónica de la luz en la energía química de una hormona. Mientras la melatonina pineal es producida en los pinealocitos, la evidencia investigadora indica que la melatonina gastrointestinal en las células enteroendocrinas, ricas en serotonina, del tracto gastrointestinal. La máxima concentración de la melatonina gastrointestinal se situa en la mucosa y en las vellosidades, y la mínima concentración en la submucosa y en la muscularis. Esta investigación apoya la hipótesis de que aunque la melatonina es sintetizada por las células enteroendocrinas, se desplaza hacia capas más profundas del tracto gastrointestinal, a través de los vasos sanguíneos de la lámina propia y de la submucosa, donde ejerce una función de hormona paracrina en las muscularis, donde grandes cantidades de melatonina han sido descubiertas.

¿Existe una producción independiente de melatonina en el tracto gastrointestinal?

Aunque el tracto gastrointestinal puede acumular melatonina desde la circulación sistémica, existe una evidencia sustancial de que no sólo se acumula melatonina en el tracto gastrointestinal, sino que además se produce. Se han hallado sitios de adhesión y receptores específicos para la melatonina en el tracto gastrointestinal, a los que se une la melatonina producida en el tracto gastrointestinal y la producida en la glándula pineal durante la noche. Sin embargo, la evidencia de la producción de melatonina en el tracto gastrointestinal, independiente de la glándula es más convincente. Una dieta suplementada en triptófano en las truchas jovenes del arcoiris, provoco un aumento de la concentración sérica diurna de melatonina, pero no afecto a los niveles nocturnos. Han sido detectadas dos enzimas esenciales para la síntesis de melatonina, la N-Acetiltransferasa y la Hidroxiindol-O-metiltransferasa, en la mucosa del tracto gastrointestinal, usando la reacción en cadena de polimerasa de transcripción. Han sido detectadas concentraciones sustanciales de melatonina, en el plasma de ratas, incluso después de extirparles la glándula pineal. Aunque las concentraciones nocturnas de melatonina, después de la pinealectomía, disminuyen, las concentraciones diurnas permanecen estables. Han detectado concentraciones sustanciales de melatonina, en la carpa dorada, a pesar de la extirpación de los ojos y de la glándula pineal. Wright y colaboradores demostraron que la fuente de producción de melatonina era el tracto gastrointestinal, ya que los niveles descendieron con la extirpación de los intestinos.

Además, la administración oral o parenteral de melatonina o de su precursor, triptófano, produce acumulación de melatonina en el tracto gastrointestinal. En estos experimentos, demostraron que la administración oral de melatonina provocó una mayor concentración sérica de melatonina, que la administracion intraperitoneal de triptófano, indicando la importancia de la ruta gastrointestinal en el proceso. En el estudio de Yaga y colaboradores, la administración de triptófano provocó un ascenso en la concentración de melatonina, tanto en animales con pinealectomía como en los que no se efectuó dicho procedimiento, demostrando una fuente supletoria de melatonina. Además la concentración de melatonina en la vena porta es mayor que la concentración en la circulación sistémica. De la misma manera, la pinealectomía no abolió las concentraciones diurnas de melatonina en los sueros de las ratas, siempre que los animales fueran alimentados, aunque las concentraciones descendían, si eran privadas de alimentos. Lepage y colaboradores han comunicado una evidencia crucial sobre la producción gastrointestinal de melatonina, al descubrir una producción de melatonina, in vitro, al adicionar triptófano a una incubación de intestinos de truchas. Dado que la glándula pineal solo secreta niveles bajos de melatonina, durante el día y que la contribución de la retina y del órgano de Harderian es mínima, actualmente se acepta que la mayoría de la melatonina encontrada en la circulación sistémica es de origen gastrointestinal. Sin embargo una pequeña cantidad de melatonina puede provenir de la microflora intestinal o de la dieta, especialmente plantas.

Efectos fisiológicos de la melatonina gastrointestinal.

Seis años después del descubrimiento de la melatonina, Quastek y Rahamimoff detectaron que la melatonina, in vitro, disminuía las contracciones mediadas por serotonina, en el duodeno. Posteriormente, detectaron resultados similares en estomago, ileon y colon. Delagrande y colaboradores describieron posteriormente una modulación de la motilidad gastrointestinal. La administración intraperitoneal de melatonina inhibió la defecación inducida por stress en ratas, aparentemente por bloquear la secreción inducida por stress de serotonina. La melatonina puede afectar al músculo liso del tracto gastrointestinal, directamente o indirectamente a través de el sistema nervioso mioentérico, específicamente bloqueando los receptores nicotínicos. Storr y colaboradores detectaron que los canales de potasio de baja conductancia atenuaban la relajación de los músculos de la pared gástrica, contraídos por la serotonina. Posteriormente, el mismo grupo comunico que el efecto de la melatonina sobre la relajación de las células musculares lisas del fundus gástrico, era a través de la inhibición de la actividad de la oxido nítrico sintetasa. Además, ha sido observado un efecto similar antiserotoninérgico de la melatonina en el tracto gastrointestinal, in vivo. Los resultados de diversos estudios demuestran que hay un sistema de autorregulación mutua, entre los niveles de melatonina y los de serotonina. La melatonina administrada intraperitonealmente, revertía parcialmente la aceleración del tránsito intestinal, inducida por implantes de serotonina. Los complejos motores en el dudeno y en el ileon, son modulados tanto por la melatonina exógena como por la endógena. Además parece que la melatonina regula el contenido de agua de las heces. Finalmente, existe una relación segura entre la ingesta de alimentos y las concentraciones de melatonina en los tejidos del tracto gastrointestinal. La melatonina influye en la decisión sobre macronutrientes en la lubina, provocando un descenso de la ingesta. Sin embargo, en ratas, la administración oral o intraperitoneal de melatonina, induce un aumento de la ingesta de alimentos. Existe una correlación entre la concetraciones sérica y tisular de melatonina y la ingesta de alimentos en cerdos. El grupo de Martín y colaboradores ha descrito que la liberación de melatonina, en respuesta a la presencia de lípidos en el ileon, disminuye el efecto inhibitorio del freno ileal sobre el vaciamiento gástrico. Interesantemente, el ayuno aumenta las concentraciones séricas de melatonina, aunque disminuye las concentraciones pineales. Además dos días de ayuno, provoca una concentración doble de melatonina en los tejidos del tracto gastrointestinal. Finalmente, los niveles plasmáticos de melatonina fueron mayores en los monos viejos Rhesus con restricción dietética que los que se alimentaban a su voluntad. A la vista de estos resultados, podemos formular la hipótesis de que el superávit de melatonina en los animales sometidos a restricción dietética, está originado en el tracto gastrointestinal.

La melatonina en las glándulas digestivas y el sistema hepatobiliar.

En primer lugar, detectaron la melatonina en las glándulas salivales de las ratas, usando inmunohistología. La melatonina salival podría proteger los tejidos periodontales, como sucede en los diabéticos. Además induce la reepitelización de la mucosa gastrointestinal.
Aunque en algún estudio, los resultados son opuestos. Estos resultados discordantes, se pueden explicar porque se utilizaron diferentes dosis. Así las dosis bajas disminuían la actividad mitótica, mientras las dosis altas estimularon la proliferación celular. El grupo de Menéndez-Peláez detectó melatonina en los nucleos de los hepatocitos. En un estudio, observaron que las concentraciones hepáticas de melatonina eran quince superiores a las plasmásticas. Este hallazgo es esperado, ya que el metabolismo de la melatonina en el hígado representa la principal vía metabólica de degradación de la misma. De un 92% a un 97% de la melatonina que es metabolizada sufre un primer paso hepático, aunque algunos estudios sugieren que dicho porcentaje es inferior. Sin embargo, las discrepancias pueden entenderse con los estudios del grupo de Huether, que demostraron que niveles plasmáticos bajos de melatonina, especialmente durante el día, escapan del metabolismo hepático. La melatonina, que atraviesa el hígado, parece concentrarse en la bilis, donde han sido detectados niveles extraordinariamente elevados en la bilis concentrada, mediante radioinmunoensayo y cromatografía líquida de alta eficacia. De la misma manera, los niveles disminuyen en la bilis no concentrada. Una concentración elevada de melatonina en la bilis previene el daño oxidativo a la mucosa intestinal por los ácidos biliares.
La melatonina tiene un efecto protector sobre la función del epitelio glandular del estomago y de los intestinos. La administración exógena de melatonina reduce la secreción de ácido clorhídrico. En la luz duodenal, la melatonina inicia un vigoroso estímulo para la secreción de bicarbonato, por la mucosa duodenal. Estas acciones

ayudan a neutralizar el quimo acidificado por el ácido clorhídrico producido en el estomago.

Además de proteger la mucosa gastroduodenal, la melatonina también puede proteger el pancreas exocrino de la pancreatitis inducida experimentalmente. La melatonina estimula la secreción de los jugos pancreáticos en condiciones basales o cuando la secreción de amilasa es estimulada por jugos pancreatobiliares. Finalmente, la administración intraperitoneal de melatonina o L-triptófano aumento la secreción de amilasa en ratas con fístulas pancreatobiliares.

La melatonina podría estar involucrada en la función endocrina del pancreas. La extirpación de la glándula pineal produce una hiperinsulinemia severa y una acumulación de triglicéridos en el hígado de ratas diabéticas tipo II. De la misma manera, el tratamiento con melatonina reduce la hiperinsulinemia y mejora el metabolismo lipídico en ratas diabéticas tipo II, mejorando la resistencia a la insulina. La melatonina también induce la secreción de colecistoquinina, de modo dosisdependiente.

Capítulo 5. Melatonina y enfermedades esofagogastroduodenales.

Enfermedad por reflujo gastroesofágico.

La melatonina tiene propiedades conocidas de inhibición de la secreción ácida gástrica y de la síntesis de ácido nítrico. Sabemos que el óxido nitrico juega un papel importante en las relajaciones transitorias del esfínter esofágico inferior, que son fundamentales en la patogenia de la enfermedad por reflujo. Un suplemento alimentario que contenía melatonina, L-triptófano, ácido fólico, vitamina B6, vitamina B12, metionina y betaina promovió la regresión de la enfermedad por reflujo gastroesofágico Incluso ayudando a la cicatrización de úlceras esofágicas. Incluso con suplementos que contenían solo melatonina, los síntomas de esta enfermedad han sido controlados. Además la melatonina y el omeprazol, presentan similitudes en sus estructuras químicas. De la misma manera se ha sugerido un uso combinado.
La melatonina induce la prevención y el tratamiento de las lesiones de la enfermedad por reflujo gastroesofágico .

Enfermedad ácido-péptica.

Las concentraciones séricas de melatonina están disminuidas en los pacientes con úlceras gastroduodenales. El papel de la melatonina en la cicatrización de las úlceras y en la defensa gastroduodenal ha sido estudiada en recientes investigaciones. La melatonina producida en la mucosa gastrointestinal juega un papel importante frente a los agentes nocivos, contribuyendo a la integridad de la mucosa, a través de su acción antioxidante y de eliminación de los radicales libres. Inicialmente, detectaron que la melatonina reducía las lesiones de la mucosa gástrica, aunque se desconocía el papel de la melatonina procedente de la glándula pineal y él de la procedente del tracto gastrointestinal. La administración sistémica e intragástrica de melatonina o de su precursor L-triptófano ofrecía protección frente al daño gástrico hemorrágico inducido por la exposición de la mucosa gástrica a una variedad de situaciones ulcerogénicas como el stress, la isquemias repercusión y la ingesta de alcohol. La melatonina acelera la velocidad de cicatrización de las úlceras. La rastro protección inducida por melatonina está acompañada por un aumento del flujo sanguíneo gástrico, aumento de los niveles plasmáticos de melatonina, mejora de la producción gástrica de PGE2, aumento del contenido luminal de óxido nítrico y aumento de los niveles plasmáticos de gastrina. La melatonina neutraliza los radicales libres, ejerce acciones antioxidantes y antiinflamatorias e inhibe la síntesis de las metaloproteinasas 3 y 9, ambas implicadas en las lesiones agudas de la mucosa gastroduodenal y en la formación de las úlceras gástricas. El bloqueo de los receptores MT2 por el antagonista Luzindol, atenuó la gastroprotección y la aceleración de la cicatrización de las úlceras, inducidas por L-triptófano y melatonina, lo que implica que la melatonina ejerce sus funciones en el yestomago, a través de los receptores MT2, a través de la liberación de oxido nítrico. La melatonina activaría los sistema prostaglandinas/ciclooxigenasa y óxido nítrico/óxido nítrico sintetasa, que producirían derivados gastroprotectores, óxido nítrico y prostaglandinas. Estas sustancias ocasionarían un aumento del flujo sanguíneo gástrico. El grupo Celinski demostró que la adición de melatonina o L-tritópfano a un tratamiento estándar de cicatrización de úlcera péptica, basado en omeprazol, aceleraba la cicatrización de las úlceras. El mismo grupo demostró el mismo efecto en úlceras inducidas por Helicobacter pylori.

Cáncer esofágico.

El profesor Di Bella describe un caso clínico de regresión de un cáncer esofágico en un paciente que recibió una combinación de somatostatina, melatonina, vitaminas D3, C y E, calcio, aminoglucósidos y mínimas dosis de ciclofosfamida.

Cancer de estómago.

La melatonina añadida a un cultivo de células de cáncer gástrico, provoca una diferenciación de las mismas, a través de un aumento de la expresión genética del enfocan y una disminución de la actividad de dos enzimas implicadas en la desdiferenciación celular, fosfatasa alcalina y láctico deshidrogenasa. La melatonina puede inhibir la proliferación celular, la formación de colonias y la eficiencia migratoria de las células de la línea celular del adenocarcinoma gástrico humano, SGC7901. Además, promueve la apoptosis de dichas células. La infección por Helicobacter pylori puede influenciar la susceptibilidad de las células de la mucosa gástrica a las aminas heterocíclicas e ingredientes antioxidantes de la dieta, como la vitamina c y la melatonina, pueden inhibir los efectos genotóxicos de las aminas heterocíclicas sobre las células de la mucosa gastrica y podría reducir el riesgo de carcinogénesis causado por los mutágenos contenidos en la dieta y por la infección por Helicobacter pylori. Finalmente, existe una mayor concentración de receptores de melatonina MT2 en los adenocarcinomas gástricos y en los tejidos peritumorales que en sujetos sanos, que indica un mecanismo refractario, que muestra el papel defensivo de la melatonina en el tracto gastrointestinal.

Capítulo 6. Melatonina y enfermedades hepáticas.

Esteatohepatitis no alcohólica.

A nivel experimental, el grupo de Tahan demostro que la melatonina administrada a ratas con esteatohepatitis no alcohólica, inducida por una dieta baja en metionina y colina, disminuyo el grado de esteatosis. En otro estudio de experimentación animal, donde provocaban un cuadro de esteatohepatitis no alcohólica, mediante la administración de una dieta rica en grasas, la administración concomitante de melatonina, disminuía el estrés oxidativo, disminuía la lesión hepática y mejoraba la histología hepática.

En ratas con esteatosis hepática no alcohólica, la combinación de pentoxifilina, melatonina y pioglitazona redujeron el índice de resistencia a insulina y enzimas hepáticas, junto con un aumento del contenido hepático de glutatión reducido.

Dicho efecto parece estar mediado por el aumento de la actividad de la enzima antioxidante hepática, glutatión peroxidasa.

En pacientes con esteatohepatitis no alcohólica, una dosis de 5 mg de melatonina, dos veces al día, durante 14 meses, disminuyo los niveles de ggt y colesterol-ldl, así como los niveles de las citoquinas proinflamatorias, interleucina 1, interleucina 6 y TNF alfa. En otro estudio del mismo grupo, observaron que después del tratamiento con melatonina en 16 pacientes con esteatohepatitis no alcohólica, confirmada histológicamente, durante un mes, a dosis de 5 mg, dos veces al día, el índice de resistencia a insulina HOMA, descendió un 60 %.

Estos estudios apoyan el papel del tratamiento con melatonina en los pacientes con esteatohepatitis no alcohólica.

Enfermedad hepática por alcohol.

En ratas con daño hepático inducido por una dieta rica en alcohol, que recibieron tratamiento concomitante con melatonina, existió un descenso de los niveles de enzimas hepáticas, redujo la extensión del daño hepático, de la esteatosis y la emigración de las células inflamatorias, con respecto a los animales no tratados. Además la melatonina provocó una reducción del contenido de TNF alfa y radicales libres en las células de Kupffer. Finalmente, la melatonina redujo las concentraciones séricas y tisulares de citoquinas, la peroxidación tisular de lípidos, la infiltración neutrofílica y la apoptosis de los hepatocitos.

Otras vías de hepatoprotección serían la disminución de la actividad enzimática de la metaloproteinasa-9 de la matriz, el aumento de la actividad del inhibidor tisular de las metaloproteinasas de la matriz y la inhibición de la translocación del NF-kappaB al núcleo.

Estos resultados de investigación en modelo animal, deberían provocar estudios clínicos en humanos, sobre el papel de la melatonina en el tratamiento de la enfermedad hepática por alcohol.

Lesión hepática por tóxicos.

En modelo experimental animal, la administración de melatonina provoco una protección frente a la lesión hepática inducida por tetracloruro de carbono, disminuyendo las lesiones estructurales y funcionales. Además redujo la generación de óxido nítrico, inducida por el tetracloruro de carbono. El mecanismo implicado sería la antioxidación ejercida por la melatonina.

En animales con hepatitis tóxica, el tratamiento con melatonina redujo las concentraciones de glutatión y las actividades enzimáticas de la glutatión peroxidasa, la glutation reductasa, la NADP-isocitrato deshidrogenasa y la glucosa-6-fosfato deshidrogenasa.

Resultados similares fueron obtenidos por el grupo de Sigala, donde indujeron una lesión hepática por tetracloruro de carbono y alcohol alílico, de modo combinado y aisladamente, que fue atenuada por la administración de melatonina.

El uso combinado de vitamina C y melatonina redujó las lesiones hepáticas inducidas por la ingesta crónica de diazepam, en ratas. Esta combinación disminuyo el índice de marcado, la sintesís de ADN y peróxidos lipídicos, restableciendo la actividad enzimática de la óxido dismutasa y los niveles de glutation.

El tratamiento con melatonina evitó la disminución del flujo biliar en ratas con hepatectomía parcial y normalizó la actividad de la Na$^+$/K$^+$ ATPasa.

Un tratamiento combinado, incluyendo melatonina, condujo a una mejoría de las condiciones generales en el 81.7% de los pacientes con hepatitis tóxica comparado con el 66.5% de los pacientes que recibieron un tratamiento estándar de hepatoprotectores. Además el grupo tratado con melatonina, presento mejoras morfofuncionales.

La melatonina es mucho más eficiente que la N-acetilcisteína, en terminos de hepatoprotección, en las ratas con lesión hepática inducida por metanol.

El letrozol induce elevación de los niveles de los enzimas de citólisis y de colestasis, sin ocasionar un estrés oxidativo, junto con alteraciones histológicas hepáticas mínimas. Estas modificaciones son revertidas por la administración concomitante de melatonina.

En experimentación animal, ha podido demostrarse que el tratamiento con melatonina previene la hepatotoxicidad de la ciclosporina, clorpromazina, paracetamol y plomo en ratas.

Toda esta evidencia científica, proveniente de la experimentación animal, sobre el efecto protector de le melatonina sobre los cuadros de hepatitis tóxica, deberían impulsar la investigación clínica en humanos.

Fallo hepático fulminante.

En una reciente revisión, ha sido puesto de manifiesto el papel de la melatonina en la lesión hepática por isquemia/reperfusión y en la enfermedad hepática clinica a través del efecto protectivo de la función endotelial y mitocondrial. Además, la concentración de melatonina en el hepatocito es independiente de la concentración en la glándula pineal y su función consistiría en un efecto protector frente a los radicales libres, derivados del metabolismo hepático.

El grupo de Tuñon investigó el papel de la administración de melatonina en el modelo animal de fallo hepático fulminante, inducido por virus. Ellos concluyeron que la melatonina tenía un efecto protector por la prevención del descenso de actividad de los enzimas antioxidativos por las vías del factor nuclear derivado de eritrocitos 2 similar 2, la inhibición de la apoptosis, reduccción del estrés del retículo endoplasmático y modulación de la respuesta a las proteínas desplegadas, efecto antiinflamatorio, estimulación de la regeneración y disminución de la autofagia. La melatonina protege frente a la muerte celular dependiente del factor inductor de apoptosis durante el fallo hepático fulminante inducido por paracetamol.

La abundante investigación en modelos experimentales animales sobre el papel de la melatonina en el fallo hepático agudo, abre un camino de esperanza sobre su uso en los pacientes, afectados por este grave y severo síndrome.

Lesión hepática por colestasis.

La melatonina fue más eficiente que la vitamina E en un grupo de ratas Wistar, a las que le habían provocado una enfermedad colestática hepática, en términos de reducción de los parámetros de colestasis, reducción del estrés oxidativo y grado de he pato protección. El efecto estaría mediado por la reducción de la peroxidación de lípidos, la reducción de la actividad enzimática de la mieloperoxidasa y aumento de los niveles de glutatión reducido. Este efecto se obtiene, tanto con la administración de melatonina, simultáneamente a la ligadura, como con la administración posterior a la misma e incluso con dosis bajas.

En el mismo modelo experimental animal, la administración combinada de ácido acetilsalicílico y melatonina aumento los niveles de glutatión reducido. Además la melatonina podría reducir la fibrosis, inducida por la ligadura de la vía biliar común. El grupo de Tain ha demostrado recientemente que la melatonina inhibe la proteinquinasa C-alfa para aumentar la captación de L-arginina, mediada por el transportador de aminoácidos catiónicos 1 e inhibe la proteinquinasa-beta para disminuir la producción de superóxido dependiente del NADPH.

Estos resultados apoyan el papel prometedor de la melatonina en la prevención y en el tratamiento de las enfermedades hepáticas colestásicas en humanos.

Hepatocarcinoma.

En un grupo de pacientes con hepatocarcinoma metastásico, la combinación de interleuquina 2 y melatonina, indujo la regresión de la enfermedad tumoral, en un 36%, con una duración media de siete meses. En el modelo animal, in vitro, la adición de melatonina a un cultivo de la línea celular del hepatoma de rata HEPA 1-6, mejoró la actividad antiproliferativa del tamoxifeno sobre dicha línea celular.

El grupo de Han comparo el uso de la quimioembolización arterial transcateter asociada o no a melatonina. La asociación tuvo un porcentaje de efectividad del 28% frente al 16% del uso no asociado, con diferencia estadística, de la misma manera la supervivencia mejoró en el grupo que recibió la asociación.

Además la melatonina juega una función químico preventiva en el hepatocarcinoma inducido por fenobarbital y dietilnitrosamina en ratas.

Varios grupos han demostrado que la melatonina induce la apoptosis, la parada del ciclo celular y disminuye la proliferación celular dependiente del p53 en la línea celular del hepatocarcinoma humano HepG2.

El grupo de Subramanian demostró que estos efectos eran conseguidos a través de las propiedades antioxidantes de la melatonina. Dosis altas de melatonina aumentan el número de células en fase S y muestran un efecto antiproliferativo.

Los efectos antitumorales de la melatonina se basan al menos en parte, en el aumento de la expresión de los receptores MT1 y MT3. El sinergismo de la doxorrubicina y la melatonina inhibe el crecimiento de las células del hepatoma y provoca apoptosis de las mismas. Además, la melatonina sensibiliza las células del hepatocarcinoma humano a la apoptosis inducida por estrés del retículo endoplasmático, a través de la disminución de la actividad de la ciclooxigenasa tipo 2. La melatonina ejerce un efecto antiangiogénico en la línea celular HepG2, al interferir con la activación transcripcional del factor de crecimiento endotelial vascular.

La melatonina modula la movilidad y la invasividad de la línea celular de hepatocarcinoma humano Hep G2, a través de inducir la actividad del inhibidor tisular de las metaloproteinasas e inhibir la expresión del gen de la metaloproteinasa de la matriz 9. En un caso clínico, describen a un paciente con un hepatocarcinoma multicéntrico, con buena respuesta a un tratamiento combinado, consistente en melatonina, interleuquina 2 y BCG, con un período de seguimiento de seis años.

El tratamiento combinado de melatonina y cisplatino en el cultivo de la línea celular de hepatocarcinoma humano Hep G2, disminuye los efectos secundarios producidos por el cisplatino.

Toda evidencia científica en modelo animal, in vitro en la línea celular Hep G2 y casos clínicos apoyan el uso terapéutico de la melatonina en los pacientes con hepatocarcinoma.

Capítulo 7. Melatonina y enfermedades biliopancreáticas.

Numerosos estudios señalan altas concentraciones de melatonina en la bilis, reflejo de la circulación enterohepática. En la vesícula y las vías biliares, la melatonina ejerce un efecto protector frente a los radicales libres.
Además, existen receptores MT1 en el epitelio de la vesícula biliar, así como enzimas que participan en la síntesis de melatonina.

Colelitiasis.

El uso de melatonina en cerdos Guinea, a los que le ligaron el conducto biliar común, previene la formación de litiasis pigmentada, a través de la disminución del estrés oxidativo. Por ello, los antioxidantes podrían ser beneficiosos en la prevención de la formación de cálculos pigmentados en humanos. La melatonina reduce el contenido de colesterol de los cálculos biliares, al inhibir su absorción intestinal y promover su transformación a ácidos biliares.

Colecistitis aguda.

El grupo de Pozo demostró los efectos beneficiosos de la melatonina en la colecisitis aguda en modelo experimental animal. Durante este proceso, las funciones neuromusculares están alteradas por la inflamación, resultando en una hipomotilidad global de la vesícula. Dichos cambios fueron revertidos por la administración de melatonina, al restaurar la homeostasis del ión calcio, aumentar el glutatión reducido, disminuir la expresión de la enzima ciclooxigenasa tipo 2 y disminuir el contenido de malondialdehido.

Colangiocarcinoma.

En modelo animal de colangiocarcinoma, el uso de altas dosis de melatonina aumento las enzimas antioxidantes mitocondriales y evito las modificaciones ultraestructurales mitocondriales del tumor.
En un estudio reciente, han demostrado que en las líneas celulares de colangiocarcinoma humano y en las biopsias humanas del tumor, existe una disminución de la actividad de las enzimas serotonin N-acetiltransferasa y acetilserotonin O-metiltransferasa, que regulan la síntesis y secreción de melatonina. La expresión de los receptores MT1 y MT2 está aumentada en las líneas celulares humanas y biopsias humanas de colangiocarcinoma. Además la melatonina inhibe el crecimiento de las líneas celulares, implantadas en ratas, al disminuir la expresión de sus receptores e incrementar la expresión de las enzimas implicadas en la síntesis y la secreción de melatonina. También, observaron mayor necrosis tumoral, inhibición de la proliferación del tumor y estimulación de la apoptosis biliar, en ratas, tratadas con melatonina. La expresión aumentada de la enzima serotonin N-acetiltransferasa, inhibió el crecimiento del colangiocarcinoma.

Estos hallazgos, junto con el papel terapéutico de la melatonina en la formación de cálculos biliares y en la evolución de la colecistitis aguda, sitúan a esta hormona como un agente químico preventivo del colangiocarcinoma en humanos.

Pancreatitis aguda.

La melatonina exógena o la proveniente del L-triptófano, atenúa el daño pancreático ocasionado por la pancreatitis inducida por sincalida y por la pancreatitis aguda producida por un proceso de isquemia/reperfusión. Este efecto sería atribuible a una disminución de la liberación de TNF alfa y reducción de la peroxidación lipídica, además de un aumento plasmático de la interleuquina 10, con actividad inflamatoria en las ratas, afectadas de pancreatitis aguda. La administración central del precursor de melatonina, L-triptófano y la administración periférica de altas dosis de este precursor previenen el daño pancreático producido por la pancreatitis aguda por sincalida. El efecto favorable puede estar mediado por el aumento de concentración plasmática de melatonina, la acción pancreoprotectora y por la activación de receptores centrales de la melatonina, localmente producida. Además, la melatonina inhibe la migración tisular de los neutrófilos y promueve la apoptosis de los mismos en el curso de la pancreatitis aguda. Además altas dosis de melatonina, redujeron la producción pancreática de prostaglandinas, implicadas en la patogenia de la pancreatitis aguda. La melatonina preserva la ultraestructura de las celulares acinares y la actividad de las enzimas tisulares antioxidantes, durante este proceso patológico.

La administración intraperitoneal de melatonina redujo los niveles de amilasa en un modelo experimental de pancreatitis aguda en ratas. El tratamiento con melatonina ayuda a la regeneración tisular, después de un cuadro de pancreatitis aguda, en modelo de experimentación animal.

El efecto beneficioso de la melatonina en la pancreatitis aguda es debido a la mejora de las defensas antioxidantes del páncreas, con limpieza de los radicales libres, mantenimiento de la actividad enzimática de la superóxido dismutasa, catalasa y de la glutatión peroxidasa, disminución de la producción de TNF alfa y aumento de la producción de la interleuquina 10, mejora del flujo sanguíneopancreático, inhibición de la migración de los neutrófilos, reducción de la apoptosis y necrosis en el tejido inflamado y promoción de la regeneración tisular.

Recientemente, el grupo de Sun ha demostrado que la administración de melatonina en ratas afectadas de pancreatitis aguda, evitó la disfunción de la barrera intestinal, redujo la translocación bacteriana, con la reducción consecuente de infecciones y con ello, una disminución de la mortalidad.

Existen varios argumentos a favor de que la melatonina de la glándula pineal y la melatonina gastrointestinal juegan un papel protectivo del pancreas ante las lesiones agudas. El precursor de la melatonina, el triptófano, ejerce una acción similar a la melatonina. La aplicación del antagonista de la melatonina, luzindol, empeora el cuadro de pancreatitis aguda. La pinealectomía y los niveles disminuidos de melatonina resultan en un agravamiento de la pancreatitis aguda.

Pancreatitis crónica.

La melatonina inhibe la formación de miofibroblastos mediante la activación tisular del receptor MT1, por lo que podría reducir la fibrosis pancreática, que ocurre en la pancreatitis crónica.

Cáncer de páncreas.

La melatonina reduce el daño oxidativo y la aparición de nódulos cancerosos pancreáticos, en un modelo experimental animal de cáncer pancreático. El uso combinado de celecoxib y de melatonina en la inducción del cáncer pancreático en modelo animal, produjo disminución de los nódulos cancerosos, disminución del estrés oxidativo y aumento de la supervivencia de los animales. En la línea celular de cancer pancreático humano, PANC-1, la melatonina indujo la activación de las vías metabólicas de apoptosis de estas células, a través de la estimulación de los receptores Mel-1 A/B. La administración combinada de capecitabina y de melatonina, mejoró la situación antioxidativa y facilito un efecto antitumoral sinergéstico, en el cancer pancreático experimental. Además la melatonina inhibió la elevada proliferación y migración celular de las células endoteliales de la vena del cordón umbilical humano, cultivadas juntamente con la línea celular de cancer pancreático humano PANC-1. Este hallazgo estuvo asociado a una supresión de la expresión del factor de crecimiento endotelial vascular en la línea celular del cancer pancreático humano.
Los efectos a favor de la apoptosis y de la necrosis de las células de la línea celular de cáncer pancreático humano SW-1990, inducidos por la melatonina, estarían mediados por una modulación del balance Bcl-2/Bax.

Estas observaciones sugieren que podemos considerar que la melatonina, a altas dosis, como un tratamiento adyuvante del cancer pancreático humano.

Capítulo 8. Melatonina y enfermedades del colon.

Síndrome de Intestino Irritable.

Además de los síntomas intestinales, en los pacientes con síndrome de intestino irritable, existe un trastorno del sueño, que afecta hasta un 55 % de los pacientes. De la misma manera, estos pacientes presentan una mayor latencia a la fase REM del sueño y mayor número de episodios de fase REM. Además los pacientes con síndrome de intestino irritable y trastorno del sueño, presentaban un umbral fisiológico anormal de los musculos pélvicos, una presión del esfínter anal para el máximo esfuerzo disminuida y un umbral de volumen disminuido para la urgencia rectal. La melatonina tiene efectos promotores del sueño. Reduce la temperatura corporal, que induce al sueño y tiene efectos sobre el ritmo circadiano. Estos efectos se obtienen con dosis fisiológicas como farmacológicas.
Los pacientes con síndrome de intestino irritable, suelen tener estrés, ansiedad y depresión. Además los síntomas gastrointestinales están exacerbados por el estrés psicológico. Hasta un 30.5% de los pacientes padecen depresión y un 15.5% de los mismos padecen ansiedad. Está descrito que la melatonina tiene un posible papel en la regulación de las alteraciones del estado de animo, como la ansiedad y la depresión. El uso de antidepresivos eleva las concentraciones de melatonina y de la misma manera, la administración de melatonina, mejora el estado de animo y reduce la depresión.
Los estudios clínicos con pacientes que padecían síndrome intestino irritable arrojaron resultados contradictorios, en cuanto a la mejora del estado de animo.
En dos estudios llevados a cabo en Singapur, usando una dosis de 3 mg de melatonina, los investigadores no hallaron diferencias significativas en la presencia de ansiedad y/o depresión, entre los pacientes que tomaron melatonina y los que tomaron placebo.
Otro estudio realizado en la India, los pacientes que tomaron 3 mg de melatonina durante dos semanas, tuvieron una mejoría del estado de animo.
El dolor abdominal es un síntoma principal en el síndrome de intestino irritable y la melatonina tiene efectos analgésicos.
Los estudios controlados con placebo sobre melatonina y síndrome de intestino irritable sufren de una importante heterogenicidad metodológica. En la mayoría de los estudios, utilizaron una dosis de 3 mg diarios al acostarse. La duración del tratamiento varió entre dos semanas y seis meses.
El grupo de Chojnacki utilizó una dosificación cada doce horas en su estudio, con 3 mg por la mañana y 5 mg por la noche, durante seis meses, sin incremento de la somnolencia ni de efectos secundarios gastrointestinales.
Existió una gran variedad en las variables medidas desde cuestionarios de calidad de vida a cuestionarios generales sobre el síndrome de intestino irritable.
El grupo de Lu examinó los efectos de la melatonina sobre el tiempo de tránsito colónico y demostraron que la administración de melatonina aumento el tiempo de tránsito colónico tanto en controles como en pacientes con síndrome de intestino irritable. Por otro lado, el grupo de Chojnacki demostró que el tratamiento con melatonina, durante seis meses, en pacientes con síndrome de intestino irritable con predominio de estreñimiento, mejoró dicho síntoma en la mitad de los pacientes.
Todos los estudios han demostrado alivio del dolor en los pacientes con síndrome de

intestino irritable tratados con melatonina. El tratamiento con melatonina durante dos semanas, aumentaba el umbral del dolor rectal. Además la melatonina provocó una mejora global de la calidad de vida del 43.63% frente a una mejora del 14.64% en el grupo tratado con placebo.

Todavía no está claro como la melatonina puede ser útil en el síndrome de intestino irritable y cúal sería su mecanismo de acción. La evidencia disponible actual demuestra que es probable que la melatonina reduce el dolor y aumenta el umbral del dolor en los pacientes con síndrome de intestino irritable. Deberían estudiarse diferentes dosis y duraciones de los tratamientos. La melatonina es un medicamento seguro, que posee un alto potencial de ser un tratamiento para el síndrome de intestino irritable. Su atractivo surge además del escaso coste a los pacientes. Los futuros estudios debería centrarse en el efecto de la melatonina sobre la motilidad intestinal, especialmente en los pacientes con síndrome de intestino irritable con predominio de estreñimiento así como sus verdaderos efectos sobre el sistema nervioso central.

Colitis Ulcerosa.

La primera descripción del uso de la melatonina en la colitis ulcerosa, corresponde al caso clínico de un paciente de 47 años, que necesito colectomía y anastomosis ileorectal, y que presentaba rectorragia, así como daño histológico en el reservorio rectal.
En modelo animal de colitis por administración rectal de ácido trinitrobenzosulfónico, la administración de melatonina disminuyó las lesiones histológicas, a través de una reducción de las moléculas proinflamatorias, mediante inhibición del factor nuclear kappaB.
En el mismo modelo animal, observaron que el tratamiento con melatonina inducía un aumento de los niveles de glutation reducido, una disminución de la actvidad de mieloperoxidasa colónica, una disminución de los niveles de malondialdehido y una disminucíon de la actividad de la caspasa-3. Estos resultados implican que la reducción de la inflamación es debida a los efectos antiinflamatorios y antiapoptóicos de la melatonina. Además el uso de melatonina en el modelo animal de colitis, reduce la translocación bacteriana. En otro modelo experimental de colitis producida por ácido acético, el tratamiento con melatonina tuvo un importante efecto antiinflamatorio y antioxidante en ratas.
Un grupo de sesenta pacientes con colitis ulcerosa en remisión, durante al menos doce meses, fue aleatorizado en dos subgrupos. Subgrupo 1. Pacientes que recibían melatonina 5 mg diarios al acostarse y mesalazina 2 gramos diarios, durante doce meses. Subgrupo 2. Pacientes que recibían mesalazina 2 gramos diarios, durante doce meses. Al final del estudio, todos los pacientes tratados con melatonina permanecían en remisión y los valores de PCR y hemoglobina estuvieron dentro de los límites normales. De la misma manera, los niveles de ansiedad y depresión, disminuyeron en los pacientes tratados con melatonina.

La melatonina disminuiría la severidad de la colitis ulcerosa modulando una variedad de dianas moleculares, como el factor nuclear kappaB, la ciclooxigenasa 2, interleuqunina-17, transductor y activador de señal de transcripción 3, metaloproteinasa 9 de la matriz, factor de crecimiento de tejido conectivo y factor nuclear eritroide 2 relacionado con 2. El tratamiento con melatonina conduce a la cicatrización mucosa, a la disminución de la permeabilidad intestinal inducida por la colitis ulcerosa, a la reducción de los valores plasmáticos de lipopolisacaridos, a la disminución de la inflamación mucosa y a la disminución de la genotoxicidad, según un estudio reciente en modelo animal de colitis inducida por dextran sulfato de sodio.

Todas estas evidencias, tanto en humanos como en modelo animal, hacen que el tratamiento con melatonina en pacientes con colitis ulcerosa sea un arma más en el arsenal terapéutico, que disponemos para tratar esta debilitante enfermedad.

Cáncer de colon.

Hace más de 25 años, Khoory y Stemme demostraron que los niveles nocturnos de melatonina eran inferiores en los pacientes con cáncer de colon. En la década de los 90, empezó a utilizarse la melatonina combinada con dosis bajas de interleuquina-2 en los pacientes afectados con cáncer de colon metastásico, con resultados opuestos. Aunque posteriormente, el grupo de Cerea demostró que el uso combinado de bajas dosis de irinotecan con dosis altas de melatonina, específicamente 20 mg diarios al acostarse, potenció la eficacia del irinotecan en pacientes con cáncer de colon metastásico. Usando la línea celular de cáncer de colon en humanos, HT-29, se ha demostrado que la melatonina potencia la apoptosis de dicha línea celular inducida por flavonas, al aumentar las concentraciones de sustratos oxidables, que pueden transportarse al interior de las mitocondrias. Además la melatonina mejoró los efectos antiproliferativos de los antagonistas del receptor de la colecistoquinina-A, devazepida, lorglumida y proglumida y aumentó la apoptosis inducida por proglumida en la línea celular de cáncer de colon humano, HTA-29. Estos resultados demostraron que la melatonina y los antagonistas del receptor de la colecistoquinina-A son útiles para el control del crecimiento de las celulas humanas de cáncer de colon en cultivo y que el uso combinado de ambos produciría una mayor eficiencia. El mismo grupo condujó un estudio para explicar los efectos de la melatonina sobre la línea celular y concluyeron que los receptores de membrana no son necesarios para los efectos antiproliferativos de la melatonina, por otro lado, los receptores nucleares sí que son necesarios. Las acciones antioxidativas y antiinflamatorias de la melatonina, al contrarrestar el estado oxidativo y disminuir la producción de oxido nitríco por las células cultivadas HT-29, parecen estar implicadas en las propiedades oncostáticas de la melatonina.

El tratamiento combinado de ácido ursólico y melatonina indujo la liberación del citocromo c desde el espacio entremembranas mictocondrial al citosol, provocando la separación de la caspasa y las proteínas PARP, aumento de la inhibición de la metaloproteinasa 9 de la matrix y y de la expresión de la ciclooxigenasa 2, promovió la translocación del factor nuclear kappaB, desde los núcleos al citoplasma. Estos resultados demuestran que la melatonina potenció los efectos antiproliferativo y antiapoptoico del ácido ursólico en las células del cancer de colon, al modular múltiples vías bioquímicas y sugieren que tal tratamiento combinado podría llegara a ser una vía efectiva en el tratamiento del cáncer de colon.

Recientemente el grupo de Hong ha demostrado que la melatonina administrada a un cultivo con la línea celular de cáncer de colon humano HCT 116, activó los programas de muerte celular de las mismas, a través de apoptosis, autofagia y envejecimiento.

Han sido descritas las bases moleculares de estas acciones. La melatonina inhibiría la síntesis y liberación de la Endotelina-1 por las células del cáncer de colon, a través de la inactivación de los factores de transcripción factor nuclear kappaB y proteína caja cabeza de tenedor O1.

Toda esta evidencia científica, señala a la melatonina como un potencial agente oncostático en el tratamiento de pacientes con cáncer de colon.

Capitulo 9. Situación legal de la melatonina.

La Food & Drug Administration (FDA) de EEUU no aprueba el uso de melatonina como fármaco, pero si acepta su venta como suplemento dietético. Ésta ha sido la situación legal también en muchos otros países europeos hasta hace poco, como Suiza, Holanda, Inglaterra, Alemania y Andorra, por citar algunos. Los suplementos dietéticos no se hallan sometidos a controles de calidad y sus fabricantes no deben presentar certificados de pureza. El consumidor puede adquirirlos sin necesidad de indicación ni receta médica, debiendo seleccionar de entre la multiplicidad de ofertas aquella que le parezca más rigurosa. Una mera búsqueda en Internet son permite evidenciar la gran cantidad de productos disponibles, muchos de ellos combinados con pequeñas cantidades de vitamina B6 o B12 (antioxidantes). El coste del tratamiento resulta muy económico, dado que la síntesis en el laboratorio de melatonina es extremadamente fácil y los productores no pueden patentar el producto por tratarse de una sustancia natural. Si se consume melatonina como suplemento dietético se aconseja que sea sintética o de origen vegetal, puesto que la «natural» procede de animales como el caballo o la vaca y puede contener virus o proteínas capaces de causar respuestas inmunitarias en nuestro organismo.

La Agencia Europea de Evaluación del Medicamento (EMEA) autorizó la comercialización de la melatonina, en julio de 2007, como fármaco hipnótico para el tratamiento de corta duración del insomnio primario en monoterapia y en personas mayores de 55 años (http://www.emea.europa.eu). Argentina fue pionera hace unos años en la aprobación de la melatonina también como fármaco hipnótico. En España se introdujo en el mercado a finales de 2008 con el nombre comercial de Circadin®, siendo el titular de la autorización de comercialización RAD Neurim Pharmaceuticals EEC Limited y Lundbeck el laboratorio distribuidor. Así, se superó una larga etapa en nuestro país de prohibición del uso de la melatonina por el Ministerio de Sanidad fundamentada en la falta de estudios rigurosos y de larga duración que acreditaran su eficacia.

Existen miles de publicaciones científicas sobre las acciones terapéuticas de la melatonina, aunque no promovidas por laboratorios lo que conlleva que no cumplan con los requisitos necesarios para ser consideradas ensayos clínicos precomercialización. Ciertamente suelen incorporar un reducido número de sujetos, los seguimientos temporales tienen una corta duración y, consecuentemente, no se estudia la seguridad del tratamiento a largo plazo. La nueva situación legal en Europa abre las puertas al seguimiento de farmacovigilancia, así como a promover el desarrollo de ensayos clínicos encaminados a la aprobación de nuevas indicaciones en el futuro

Conclusiones.

La mayoría de los artículos de investigación sobre la melatonina gastrointestinal apoyan la noción de que ésta es parte integral de las funciones digestivas de todos los vertebrados y que posee un importante papel en la fisiología del tratcto gastrointestinal. A pesar de una evidencia abrumadora derivada de la experimentación animal, existen muy pocos estudios clínicos en humanos. Sin embargo, los datos epidemiológicos recogidos de millones de personas en todo el mundo, que han estado consumiendo melatonina durante largos períodos de tiempo, podrían demostrar algún día, que la melatonina puede ser un potente remedio en el tratamiento y prevención de varias enfermedades del tracto gastrointestinal.

www.ingramcontent.com/pod-product-compliance
Lightning Source LLC
Chambersburg PA
CBHW072048190526
45165CB00019B/2194